大咖谈肺癌

主编　支修益　李治中(菠萝)

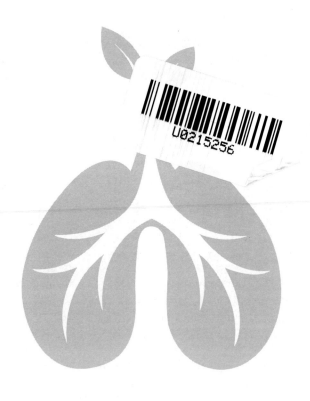

清華大学出版社

北 京

图书在版编目（CIP）数据

大咖谈肺癌 / 支修益，李治中主编 . —北京：清华大学出版社，2022.2
ISBN 978-7-302-59493-2

Ⅰ.①大… Ⅱ.①支… ②李… Ⅲ.①肺癌—防治 Ⅳ.① R734.2

中国版本图书馆 CIP 数据核字（2021）第 228253 号

责任编辑：胡洪涛　王　华
封面设计：于　芳
责任校对：赵丽敏
责任印制：杨　艳

出版发行：清华大学出版社
　　　　　　网　　　址：http://www.tup.com.cn, http://www.wqbook.com
　　　　　　地　　　址：北京清华大学学研大厦A座　　邮　　编：100084
　　　　　　社 总 机：010-62770175　　　　　　邮　　购：010-62786544
　　　　　　投稿与读者服务：010-62776969, c-service@tup.tsinghua.edu.cn
　　　　　　质量反馈：010-62772015, zhiliang@tup.tsinghua.edu.cn
印 装 者：大厂回族自治县彩虹印刷有限公司
经　　销：全国新华书店
开　　本：145mm×210mm　　印　　张：4.875　　字　　数：112千字
版　　次：2022年2月第1版　　　　　　印　　次：2022年2月第1次印刷
定　　价：49.00元

产品编号：094870-01

编　委

（按姓氏笔画排序）

于金明　院士：山东省肿瘤医院

王　洁　教授：中国医学科学院肿瘤医院

宁晓红　教授：北京协和医院

孙凌霞　营养师：美国约翰斯·霍普金斯医院（曾）

何建行　教授：广州医科大学附属第一医院

张兰军　教授：中山大学附属肿瘤医院

陆　舜　教授：上海交通大学附属胸科医院

周彩存　教授：上海市肺科医院

姜格宁　教授：上海市肺科医院

前　言

　　肺癌是中国的第一大癌种，无论发病率还是死亡率都排在第一。但其实，肺癌是一种可防、可筛、可治的疾病。

　　从预防的角度，绝大多数肺癌都是可控因素导致的，包括吸烟，室内、室外空气污染等，因此是可以规避的。

　　即使对于高危人群，比如吸烟的人，也有明确有效的筛查手段，那就是低剂量螺旋 CT。只要能早期发现，肺癌的生存率还是相当高的。

　　同时，最近 20 多年出现的各种靶向药物、免疫药物，使得晚期肺癌患者也有长期存活的机会，某些肺癌亚型患者的 5 年生存率增加了 3 倍以上。

　　总而言之，肺癌治疗的方方面面都在进步，但对大众而言，还是存在很多误区。很多人对肺癌的印象还停留在 20 年前，甚至更早。甚至有人生病后，还没有确诊就直接放弃治疗，非常可惜。

　　为了帮助大家更好地了解这个疾病，中国抗癌协会科普专业委员会联合多位中国肺癌防治领域的顶尖大咖，策划了"菠萝访谈系列直播"活动，这本书就是直播内容的精华整理。

　　本书涵盖了肺癌预防、筛查、手术、化疗、放疗、靶向治疗、免疫治疗、基因检测、营养支持、缓和疗法等一系列领域，希望能帮助大家扫清关于肺癌的理解障碍，做好预防，患者能得到最好的治疗和支持，早日恢复健康。

支修益，李治中（菠萝）

目 录

肺癌怎么预防和筛查？
与支修益教授 [①] 对话

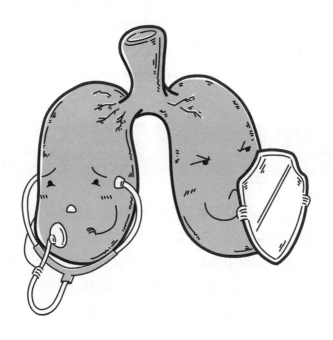

---

① 中国胸外科肺癌联盟主席、首都医科大学肺癌诊疗中心主任。

> 菠萝：肺癌的最大风险就是吸烟，中国在控烟方面其实很努力，但为什么我们没有感觉到肺癌发病率下降？

支教授：目前，不仅是肺癌，其他恶性肿瘤、呼吸系统疾病和心脑血管疾病的发病率一直在上升，这与我国人口老龄化进程有密切关系。由于人的寿命逐年延长，各种慢性疾病、恶性肿瘤、特别是肺癌的发病率在逐年上升。从 40 岁开始，肺癌的发病率就逐年上升；到了 80 岁，肺癌的发病率达到最高峰。随着人类寿命的延长，还有遗传相关因素、环境因素和职业致癌因素，各种慢性疾病的发病率都在上升。人口老龄化就是肺癌发病率逐年上升的一个大背景。

> 菠萝：根据您的统计，吸烟率到底有没有下降？

支教授：就整体而言，我国 15 岁以上人群的吸烟率有所下降，从以前的 30% 以上，下降到目前的 27% 左右。在我国已经出台控烟条例的城市例如北京、上海，15 岁以上人群的吸烟率呈现出下降趋势。但是在没有出台控烟条例的城市和地区，室内公共场所和工作场所吸烟的现状还是不尽如人意。《健康中国 2030 规划纲要》中提到，我国要用 10 年的时间，到 2030 年将 15 岁以上人群的吸烟率控制至 20% 以下，10 年要下降 7 个百分点，这需要大力推动国家层面的控烟立法，确实任重道远啊。

> 菠萝：每次说起吸烟的危害，总会有人举例说他的亲戚朋友抽了一辈子烟也没有得肺癌，活了很久。您一般怎么和这样的人沟通？

支教授：首先，这是一个个体现象。作为医务工作者，我们提供吸烟有害健康的建议和引用的资料都是基于人群流行病学调查所得到的大数据，比如 5 万烟民流行病学调查、10 万烟民流行病学调查或更多人群的流行病学调查数据。几十年来，历次流行病学调查数据显示：吸烟的人比不吸烟的人患吸烟相关疾病的比例要高。近年来，似乎这种争论不多了，尤其是北京和上海史上最严的控烟法规出台以后，民众对烟草的健康危害有了更多的认知。

2018 年，中共中央办公厅、国务院办公厅联合发出通知，要求所有党员领导干部在室内公共场所和室内工作场所不要吸烟，在出台控烟条例的城市要率先垂范。目前全国已经有 30 多个城市出台了控烟条例，北上广深地区室内公共场所控烟工作取得了很大成绩。

> 菠萝：我观察到一个现象，越来越多的年轻女性吸烟，您是不是也有这种感觉？

支教授：是的。近二三十年来，特别是随着低焦油烟、电子烟的出现，年轻人吸烟人数增加的同时，年轻女性吸烟的人数也在增加。国内外烟草公司近年来大力开发烟草市场，积极推销低焦油烟和电子烟，竭力鼓吹"低焦油低危害"，其宣传力度非常强势。特别是近年来，通过大量广告宣传和促销手段让许多青少年吸食电子烟，使之对尼古丁产生依赖，今后将会有更多的人成为传统卷烟的消费者。作为中国控制吸烟协会和北京控制吸烟协会副会长，我认为我们应该整合更多的政府资源、媒体资源和社会力量，积极开展吸烟有害健康的科普宣传，继续加快吸烟有害健康的临床研究，让全社会都关注控烟，让全社会积极参与控烟，共同推动中国的控烟工作。

> **菠萝：女性吸烟会不会比男性在某些方面有更大的危害？**

支教授： 在吸烟有害健康这一点上，女性烟民和男性烟民一样，长期吸烟肯定会使各种吸烟相关疾病的发病率升高。烟民患各种吸烟相关慢性疾病的概率同吸烟指数密切相关，每天吸烟的支数乘以吸烟的烟龄就是吸烟指数，吸烟指数越高，对健康的危害就越大，吸烟对相关器官功能的影响就越大。吸烟指数超过 400 的女性烟民的健康风险会更大，而且女性结婚后还要孕育孩子，无论是在怀孕期间还是哺乳期间，母亲的吸烟行为都会对胎儿和婴幼儿造成健康影响。

不仅是中国的流行病学数据，全球各国的流行病学数据都足以说明：女性吸烟对婴幼儿的发育、成长和健康会产生很大影响，例如低体重儿、吸入性肺炎、婴儿中耳炎等。特别是烟民妈妈，虽然没有当着孩子吸烟，但只要在哺乳期吸烟，在吸烟者的长发、围巾、服装上，在房间里的许多纺织物品如窗帘、沙发座套、地毯等表面会沉浸着很多三手烟烟雾颗粒，对正在发育成长、体表面积很小的婴幼儿健康危害会更大。女性长期吸烟对其一生的自身健康、对生儿育女都有影响，包括她以后如何教育子女远离烟草、珍爱生命。

> 菠萝：电子烟问题争议很大，大家非常关注。厂家说电子烟比卷烟要好很多。最近国家从立法层面禁止它在网上销售，这主要是什么原因呢？看到了什么样的潜在危害呢？

支教授：电子烟的研发初衷，是想将电子烟作为一个尼古丁替代品，帮助那些有重度或中重度尼古丁依赖的老烟民戒烟。电子烟是作为一个戒烟手段或戒烟产品推向市场的。当时确实有相当一部分人，包括我们控烟协会、控烟队伍的部分人士也认为：如果电子烟真能帮助老烟民朋友由吸食卷烟或者低焦油烟过渡到吸食电子烟，可以作为戒烟过程的替代手段，那么它可以被作为一个"健康产品"。

现在看来，并不像之前我们所认为的，电子烟生产厂家和烟草公司将电子烟作为戒烟产品推向中老年烟民，帮助烟民去戒烟。而是将电子烟瞄准了青少年，瞄准了那些从不吸食烟草的青少年。

烟草中有几千种化学物质、几百种有害物质、69 种致癌物质。其中尼古丁是罪魁祸首，它可以使烟民产生尼古丁依赖而成瘾。如果中老年烟民朋友想戒烟，应该首选戒烟药物，戒烟药物和戒烟产品中只含有尼古丁，没有其他有害成分和致癌成分，临床效果确实挺好。电子烟分为两大类：一类是单纯的尼古丁传送系统；另一类则添加了很多有害健康的化学成分、有害物质。所以不要轻信电子烟，它正在毒食我们的青少年。

针对未成年人兜售电子烟是一种不道德的行为。传统卷烟在控烟法规中是不准许网上销售，并不准兜售给未成年人的，但电子烟市场却一直没人管，可以说处于烟草市场管理的盲区。2020 年年底国务院有关部委联合出台了相关文件以后似乎有所好转，但今后如果有法不依、执法不严、违法不罚的话，电子烟生产厂家和烟草公司电子烟的销售行为还会影响更多的未成年人，让他们成为尼古丁依赖者。等他们长大成人，到了可以在市场上购买传统卷烟的时候，就有可能成为传统卷烟的消费者。电子烟同样是烟草制品，是对健康有害的烟草产品。

> **菠萝：**您是否认可对电子烟的管控应该和卷烟一样？

支教授：在国内外的各种控烟大会和部分省市人大政协"两会"上，我们呼吁一定要在已经出台的室内公共场所和工作场所全面禁烟的法规中，把禁止室内公共场所和工作场所吸食电子烟的内容纳入。2020 年，我国一些新出台地方控烟条例的城市如西安、杭州等，就已经把电子烟纳入室内全面禁止吸烟的法规中了。

> **菠萝：**中国有很多不吸烟的人得肺癌，您在临床工作中肯定也看到很多，尤其是许多女性，这主要是什么原因呢？

支教授：我们把肺癌分两个类型，一个是中心型肺癌，另一个是周围型肺癌。中心型肺癌是生长在气管、支气管和肺段支气管腔内的肿瘤。我们把气管支气管分成了几级，在一级、二级、三级气管以及支气管腔内生长的恶性肿瘤是中心型肺癌；生长在肺周围组织和肺泡组织中的恶性肿瘤是周围型肺癌。与吸烟密切相关的肺癌更多指的是中心型肺癌。

根据病理类型我们把肺癌分为小细胞肺癌和非小细胞肺癌。已经有大量的研究数据表明与吸烟密切相关的是小细胞肺癌，90% 以上的小细胞肺癌都跟吸烟密切相关；50% 以上的中心型肺鳞癌也跟吸烟密切相关；中心型肺癌、小细胞肺癌、肺鳞癌都跟吸烟关联度很密切。周围型肺癌，特别是周围型肺腺癌患者多是女性、不吸烟者。

早期中心型肺癌还有一些症状如刺激性咳嗽、血丝痰，而早期周围型肺癌没有任何临床症状。没有任何临床症状的早期周围型肺癌中，80%~90% 甚至更高的比例都是肺腺癌。

针对这些不吸烟的人得了肺腺癌，我们怎么去解释？这两年，我反复强调提出"三霾五气"，呼吁社会关注肺癌，这个被"气"出来的病。

室外大气污染、细颗粒物（PM$_{2.5}$）已经被世界卫生组织所属的国际癌症组织定义为一类致癌物质。长期吸入细颗粒物（PM$_{2.5}$）同肺部疾病发生发展肯定会有关联，同慢性阻塞性肺疾病（chronic obstructive pulmonary diseases，COPD）和肺癌的发生有关系。其实同我们日常生活最密切相关的还是室内的烟霾，中国式的烹调如煎炸爆炒和室内烧烤导致的厨房油烟污染是厨房室内 PM$_{2.5}$ 爆表的重要因素，也是女性肺腺癌或不吸烟者得肺癌的另一个重要因素。

室内空气污染、室内烟霾还包括我们中国独特的房屋建筑、房屋装修、房间装饰材料带来的空气污染。像许多家庭在客厅、卧室的装修装饰中使用了许多石材（如大理石），大理石中含有的氡元素是被世界卫生组织早就认定的一类致癌物质，家具清漆、油漆，地板胶、地板革、壁纸里面都含有大量的苯和甲醛，这也是影响室内空气质量的可挥发的有害气体。时间长了、居住久了就会对人们的肺造成伤害。

临床上我们询问患者病史，除了仔细询问吸烟史、所居住的城市是否为重污染城市，还要询问烹饪历史和厨房油烟污染指数、近年来乔迁新居或房屋新装修的情况、近年来搬家装修的次数等同肺癌发病相关的流行病学数据。特别是有些时尚女性居家多、外出购物多、家庭主厨多、外出旅游多。女性在乔迁新居和房屋装修装饰过程中起着非常重要的作用，想告诉大家的是：室内的空气质量比室外空气质量对于肺健康更重要。

还有一个"气"，就是"心霾"或"阴霾"，长时间爱生闷气可以称为心理污染，如果一个性情内向、性格孤僻的人长期处于一种精神抑郁状态，久而久之就会影响人体的免疫功能，降低机体的免疫力。不仅仅是肺癌，几乎所有慢性疾病都会找上门来。所以我经常强调：男同学要有哥们儿，女同学要有闺蜜。高兴的事情彼此多分享，苦闷的事情多分担，健康的心理很重要。

> 菠萝：说起肺癌筛查，大家最苦恼的是什么样的筛查手段有用？有些人筛查时候做了肿瘤标志物、胸片检查，查的时候没事儿，过了半年诊断出晚期肺癌。肿瘤能长这么快吗？还是因为漏诊？

支教授：我国肺癌筛查已经走了几十年的路程。以前就像筛查肺结核一样，我们更多的是应用胸透或胸X线片检查来筛查肺癌。

在 20 世纪 90 年代，肺癌筛查项目几乎都是常规采用胸透或胸片，几十年来，各级政府投入了大量的人力、物力和财力，确实也发现了一些肺癌病例，经过多学科综合治疗对延长肺癌患者的生存期起了一定作用。但就整体而言，以往的肺癌筛查，发现的肺癌很少是早期肺癌，即使外科手术介入，辅以多学科综合治疗也并没有使肺癌的死亡率降低多少，因为用胸透或胸片筛查肺癌本身就会遗漏很多早期肺癌患者。早期肺癌筛查项目中通过胸透或胸片发现的肺癌并不都是早期肺癌。

用胸透或胸片筛查肺癌，如果肺小结节位置正好就在肋骨后面，在膈肌旁边或在心影后面，或在隔角部位，等等，很多部位的肺小结节会漏诊。特别是通过胸透或胸片发现不了直径小于 2 厘米的结节，这就会遗漏一些早期周围型肺癌。

现在，用胸部低剂量螺旋 CT 筛查肺癌被确定是肺癌筛查的金标准手段，通过胸部 CT 检查就可以发现更多的早期肺癌，对改善肺癌患者预后、降低肺癌死亡率、提高肺癌 5 年生存率乃至提高 10 年生存率都有很大的帮助。

胸部 CT 在改变肺癌筛查模式的同时，也改变了肺癌的预后。从美国、欧洲各国提供的肺癌筛查数据，从北京、上海总结出来的小样本肺癌筛查数据，都看到用胸部低剂量螺旋 CT 代替传统的胸片筛查肺癌可以降低肺癌近 20% 的死亡率。胸部 CT 检查无疑弥补了胸片遗漏的更多早期周围型肺癌。

其实，单做血液肿瘤标志物检测和胸片检查是一样的道理，当"敌人"——癌细胞发展到一个连以上的时候，血液肿瘤标志物相关数值可能才开始有所改变，当"敌人"——癌细胞发展到一个营、一个团兵力的时候，血液肿瘤标志物才开始升高。等"敌人"——

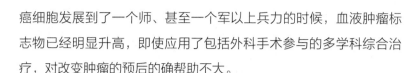

癌细胞发展到了一个师、甚至一个军以上兵力的时候，血液肿瘤标志物已经明显升高，即使应用了包括外科手术参与的多学科综合治疗，对改变肿瘤的预后的确帮助不大。

近年来，出现了很多的肺癌分子标志物，例如肺癌血清自身抗体 7 项、DNA 甲基化、端粒酶、循环肿瘤细胞等，其中很多分子标志物筛查肺癌或诊断早期肺癌目前还都在临床研究阶段。现在 CFDA[①] 批准的、中国医药教育协会肺癌医学教育委员会和中国胸外科肺癌联盟计划推广的、正在做临床多中心对照研究的就是肺癌血清自身抗体 7 项，希望利用包括血液肿瘤标志物和肺癌血清自身抗体 7 项在内的多种肺癌分子标志物帮助我们分析首次胸部 CT 检查发现肺小结节的人群，哪些肺小结节需要临床干预，哪些肺小结节是肺部陈旧的病变，哪些肺小结节就是肺部良性的病变，哪些肺小结节疑似早期肺癌，哪些就是早期肺癌，然后再决定是否进行临床干预，确定如何临床干预。

如果没有这些肺癌分子标志物做参考，仅仅依靠医生的临床经验，可能有些肺小结节的临床干预太晚了，有些肺小结节实施外科手术治疗又太早了。肺小结节过度诊断和过度治疗已经引起胸外科学界和肿瘤学界的关注，随着胸部 CT 肺癌筛查项目更多地开展，需要引入人工智能技术、建立肺小结节的大数据库、更好地应用液体活检技术帮助临床医生进行分析比对，帮助胸外科医生决定是否需要手术干预。

另外，在应用胸部 CT 影像筛查肺癌的基础上，强调液体活检的重要性，液体活检的确能够在改善肺癌筛查质量、统计肺癌筛查数据、发现早期肺癌比例方面给我们提供更多的帮助。

---

① CFDA：China Food and Drug Administration，国家食品药品监督管理总局。

> 菠萝：说起胸部 CT，也是大家特别纠结的一件事。它确实在美国证明非常有用，但美国常用的是低剂量螺旋 CT。在中国，专家共识也经常推荐，但实际情况是好多地方做不了。如果低剂量螺旋 CT 做不了，正常 CT 可以用来做筛查吗？

支教授：在中国，肺癌筛查项目是由政府出钱、专家出力、医疗机构执行。肺癌筛查项目首先是锁定了肺癌高危人群，然后用胸部低剂量螺旋 CT 进行筛查。需要强调的是，政府的肺癌筛查项目一是要锁定肺癌的高发地区，二是必须锁定肺癌的高危人群，明确是每年做一次胸部低剂量螺旋 CT。考虑到肺癌筛查项目每年都要做胸部 CT，发现了肺小结节还需要定期复查胸部 CT 进行随访，如果是应用常规剂量胸部 CT 扫描，会让筛查人群遭受更多的射线辐射，会引起更多参与肺癌筛查项目的健康人群的顾虑，所以我国肺癌筛查项目都是推荐使用胸部低剂量螺旋 CT。

如果一位中老年朋友这一辈子都没做过胸部 CT，偶尔做一次胸部 CT 检查，射线剂量的健康影响几乎微乎其微。很多人都是偶然去做胸部 CT 发现的肺部小结节，射线辐射的剂量很小，不要产生过多的担忧。

我特别呼吁：60 岁以上的老同志们，特别是和肺癌高危因素沾点边儿的，希望大家还是做一次胸部 CT 检查，用胸部 CT 给自己的双肺留个"底版"，没事儿的话就三五年后再查；如果有事，就能发现一些肺部的早期病变，尽早进行医疗干预。

> 菠萝：官方指南推荐 50 岁或者 45 岁以上吸烟者作为高危人群做 CT 筛查，那 40 岁不抽烟的人需不需要做筛查？

支教授： 个人的健康体检和政府的肺癌筛查项目不一样。政府的肺癌筛查项目是由政府出钱、给入组的肺癌高危人群免费做的筛查项目，政府项目需要锁定筛查者的年龄，便于研究数据的整理。不同国家的肺癌筛查项目、不同地区的肺癌筛查项目、不同的肺癌筛查项目都有不同的年龄要求，例如中国抗癌协会和中国癌症基金会开展的肺癌筛查项目，以 50 岁居多。而单位健康体检一般会根据年龄增加健康体检和防癌筛查项目，有些单位 45 岁以上员工会增加胸部 CT 检查项目。

对超过 45 岁的个人来说，如果有肿瘤家族史，特别是有肺癌家族史；有长期吸烟史，且每天吸烟超过 20 支，连续吸烟超过 20 年；既往有肺部疾病病史；长期工作生活在有环境或职业致癌因素的地区如石油、水泥、重金属、煤炭或化工行业；具备以上高危因素的中老年朋友，建议做一次胸部 CT 检查。

> 菠萝：有些人去日本做 PET-CT[①] 检查作为癌症筛查，您怎么看它作为肺癌筛查或其他癌症筛查的意义？

支教授： 无论是肺癌还是其他常见的恶性肿瘤，我们都不赞成用 PET-CT 进行筛查。如果是癌症高危人群，比如有某一肿瘤家族

---

① PET-CT：positron emission tomography-computed tomography，正电子发射计算机断层显像。

史、在特定癌症高危地区，每一种常见肿瘤都有其手段进行癌症早筛。PET-CT 对肺部小结节、特别是肺部磨玻璃样病变并不敏感，也表现不出来代谢值。

在高危人群接受常规胸部 CT 筛查和血液肿瘤标志物检测后，如果发现肺部小结节不能排除早期肺癌时，可以用 PET-CT 做进一步诊断和鉴别诊断。如患者已经确诊肺癌，按照国家颁布的《原发性肺癌诊疗规范》，要常规进行肺癌临床分期检查决定肺癌的治疗方案。而 PET-CT 检查可能发现常规检查中发现不了的纵隔淋巴结转移或肺外远处转移征象，确实能改变一部分肺癌患者的临床分期情况，从而修正原有的治疗计划。但是我们不建议用 PET-CT 做肺癌的筛查。

> 菠萝：体检时发现左上肺两个纯磨玻璃样病变，分别是 12mm 和 4mm，没有任何症状，这种情况是否应该做手术？如果做手术，一定要左上肺全切吗？

支教授：在国内，如果是第一次做胸部 CT 检查，发现了肺部纯磨玻璃样病变（即没有实性成分），都不主张进行医疗干预，要留出一定的窗口观察期。无论是间隔 3 个月、6 个月、9 个月还是 12 个月复查胸部 CT。根据肺磨玻璃样病变的位置、大小、形态学特征、有无实性成分以及实性成分比例，决定是否需要临床干预以及如何干预。首次胸部 CT 检查发现的肺部小结节不要急于进行外科手术是目前我们胸外科领域的专家共识。

如果这个患者胸部 CT 显示直径约 12mm 的肺部磨玻璃样病变

有相当比例的实性成分，实性成分大于 50%，通过 2~3 次复查胸部 CT 以后，比如半年或一年的胸部 CT 复查，12mm 的肺部磨玻璃样病变有增大趋势，通过血液肿瘤标志物和肺癌血清自身抗体 7 项检测，怀疑是早期肺癌的话，可以考虑外科手术干预。胸外科医生会根据肿瘤具体部位选择手术方式，不一定是肺叶切除。

再次强调，不建议初次胸部 CT 检查发现的肺部磨玻璃样病变或肺小结节的"患者"直接进行外科手术干预，建议半年或一年后随访再次复查胸部 CT，检测血液肿瘤标志物和肺癌血清自身抗体 7 项，根据患者年龄、肿瘤家族史、环境或职业致病因素和肺部结节阴影变化趋势，以及液体活检结果来决定下一步诊疗计划。

> **菠萝：**如果发现了肺部原发早期腺癌，这样的人患其他肿瘤的风险是否比普通人高？

支教授：目前国内没有这方面更多的临床研究。但确实有一些多器官多原发肿瘤的存在。我在医院出特需门诊询问肺结节患者病史时，已经增加了很多的问诊内容，发现很多女性肺小结节患者同时有甲状腺结节、乳腺结节、子宫肌瘤，因此可能存在一种女性特有的"腺瘤病"。这更需要定期随访、复查胸部 CT，而不要急于手术干预。

肺癌早筛项目检查，即使有血液肿瘤标志物的增高，就是癌胚抗原（carcinoembryonic antigen，CEA）升高，也不一定就是肺癌，有些血液肿瘤标志物也常见于其他部位的恶性肿瘤。临床上一定要认真甄别。如果血液肿瘤标志物不是呈成倍的升高，只是高于正常值，也需要定期复查。

现在肺癌的治疗有了分子靶向药物、基因检测技术，肺癌确诊后，特别是晚期肺癌，一定要常规检测基因，通过基因检测来确定肺癌的分子分型，如果有 *EGFR* 基因突变，就可以选择针对 *EGFR* 基因突变的 *EGFR-TKI* 一线药物治疗。其实不仅是非小细胞肺癌对 *TKI* 靶向药物有效，其他部位的癌症只要是有 *EGFR* 基因突变的也可能会有效。现在，已经有很多针对 *ALK*、*ROS-1*、*RET* 等更多靶点的分子靶向药物在临床应用，常规基因检测非常重要。

今后随着科技的进步、大数据的建立、基因检测技术水平的提高，从分子水平、基因水平认知癌症亚型，临床治疗会更加精准。以后肺癌可能就不再分肺腺癌、肺鳞癌和小细胞肺癌了，可能会根据基因检测结果进行分子分类分型。

> 菠萝：患者得了肺癌，微创手术已经 4 年，复查时又发现一个 2mm 的肺微结节，对于已经得过癌症尤其是肺癌的患者再次出现结节，是否会考虑复发风险很大呢？

支教授：那是肯定的。癌症的定义就包括手术以后可能会出现复发、可能会发生转移。所以肺癌手术后一定要定期复查。我们把癌症的长期生存指标定为 5 年生存率。肺癌手术后的第一年和第二年每 3~4 个月要复查一次，从第三年开始每半年要复查一次，复查胸部 CT、血液肿瘤标志物，每年还要复查一次脑磁共振和骨扫描，要坚持到术后第五年。5 年以后每年复查一次。我们用 5 年生存率来定义和衡量一个肺癌患者术后的长期生存。

目前患者是术后 4 年复查胸部 CT 发现一个 2mm 的微结节，根本不用去处理。只要常规坚持每年进行定期复查就可以。直径小于6mm 的微结节不要进行手术干预。

该病例是早 I 期肺腺癌做了根治性手术切除，病理报告明确没有肺门淋巴结转移，不需要进行术后辅助治疗，只要坚持按照医嘱定期复查。如果没有高危因素存在，烟民患者术后戒了烟，恢复了健康的生活方式，定期复查胸部 CT，定期随访就可以了。

> **菠萝：最近有前沿 DNA 甲基化可以鉴定结节的良恶性，这个在临床应用得怎么样？**

支教授：针对首次胸部 CT 检查发现的肺内小结节，哪些需要临床干预，哪些不需要临床干预，除了影像学特征和人工智能技术给我们提供的数据信息，现在还有更多的肺癌分子标志物、液体活检技术应用到临床治疗中。许多大学附属医院的肺癌中心都在进行分子标志物方面的临床多中心研究与探索。目前已经确定有政府核准的收费项目的分子标志物检测包括血液肿瘤标志物、肺癌血清自身抗体 7 项、DNA 甲基化和循环肿瘤细胞检测项目，都有很好的、令人兴奋的临床研究结果。一些小样本、单中心的临床研究数据给了我们很好的启发，一些大样本、临床多中心的研究正在进行中。

这次新型冠状病毒肺炎疫情中，因为胸部 CT 的普遍使用，所以发现了数以百万计的肺部小结节，单纯靠放射影像诊断、人工智能技术和影像科医生的临床经验会出现过度诊断，进而导致临床的过度治疗。肺结节的性质和危险程度需要影像学、分子标志物和临床经验进行多维度评估。

我们特别希望能有更多的大数据来帮助临床医生进行肺部小结节的诊疗决策，特别是多发的肺部小结节更需要进行多维度评估。期待更多的肺癌研究中心、检测公司、研究团队提供更好的研究工具、更有实用价值的临床研究大数据，帮助影像科和胸外科医生判断肺小结节的性质，锁定真正需要手术干预的患者。

> **菠萝：每年都做低剂量螺旋 CT 检查对身体有没有伤害？**

支教授： 首先不是健康人年年都要做胸部 CT 检查，只是针对具有肺癌高危因素并进入肺癌筛查项目的人群按照项目要求做胸部 CT 检查。如果是进入了肺癌筛查项目，无论是医疗机构的研究项目还是政府支持的肺癌筛查项目，一般多为每年一次胸部低剂量螺旋 CT 检查，连续 3 年跟踪。而普通百姓每年的健康体检不需要常规做胸部 CT 检查。如果中年人健康体检的同时，愿意参与早癌筛查项目，可以做胸部低剂量螺旋 CT 检查，如果第一年胸部 CT 检查正常的话，第二年健康体检时就不需要再做胸部 CT 检查。

如果是六七十岁的老年朋友，所在单位健康体检时已经把胸部低剂量螺旋 CT 作为常规体检项目，那就每年做一次胸部 CT 检查。

首先要根据年龄大小决定要不要每年做胸部 CT 检查，然后要看有没有肺癌高危因素如吸烟史、既往肺部疾病史、肿瘤家族史、环境职业致癌因素，这些高危因素都没有的话也不建议年年做胸部低剂量螺旋 CT 检查。

肺癌低危人群不需要高频率地做胸部 CT 检查，无论是胸部正常剂量 CT 检查，还是胸部低剂量螺旋 CT 检查。

> **菠萝：** 在统计学上有没有统计过肺磨玻璃样结节发展成肺癌的概率？

支教授： 从国际肺癌研究协会、中国抗癌协会肺癌专家委员会、中华医学会胸心血管外科分会肺癌学组以及中国胸外科肺癌联盟的统计来看，还没有肺磨玻璃样结节发展成肺癌的数据。从肺磨玻璃样病变发展到微浸润性肺癌，从微浸润性肺癌发展到浸润性肺腺癌，有些需要三五年时间，有些需要五年到十年，有些需要十几年，有些二十年复查胸部 CT 都没有任何变化。还需要看高危因素有无叠加，如果年龄因素、肺癌家族史、环境职业致癌因素没有叠加的话，对于肺部纯磨玻璃样病变每年坚持复查胸部 CT 就可以。至于多长时间能演变成肺癌，中国没有这个数据，世界上也没有这个数据。

从癌前病变发展到癌症，就是从临床前阶段发展到临床后阶段，每个人的情况有很大差异。初次胸部 CT 检查发现的肺纯磨玻璃样结节，如果是直径小于 2 厘米的肺部病灶，千万不要过度关注，更要避免过度治疗。

需要强调的是，肺部磨玻璃样病变发展演变主要看肺癌高危因素有无叠加，仅单纯一个肺磨玻璃样病变，坚持每年定期复查就可以了。

我们今后要加强控烟与肺癌防治和肺癌早诊早治的科普宣传，加强死亡教育，教育大众要正确面对死亡，完善健康体检和早癌筛查体系建设，规范临床诊疗行为，让全社会坦然面对癌症，科学规范治疗癌症。

> **菠萝：感谢支教授的科普。您还有要补充的内容吗？**

支教授：癌症已经成为我们国家城镇居民死亡的第一原因，按照慢性疾病的发病趋势和数据统计，恶性肿瘤已经作为一个常见病、多发病、慢性病和老年病走进我们的生活。

我们首先要坦然面对，其次是了解癌症有效的预防方法、筛查手段、新的治疗手段和新药物。希望通过肿瘤防治科普宣传，让人们认识到癌症可以预防，癌症可以做到早诊断、早治疗。由于我国吸烟人群庞大以及社会老龄化进程加剧，随着城镇现代化进程、农村城镇化工业化进程加快，环境污染包括空气污染、水污染、土地污染和食品污染都在影响着我们的健康，影响着肺健康。希望大家能够"关注三霾，远离五气"。在重视户外雾霾的同时，更要关注室内烟霾和内心的阴霾。

45 岁以上人群，要重视每年一次的健康体检。如果有肺癌高危因素，一定要拍一次胸部 CT 留作健康档案。

目前治疗肺癌的手段有了很大发展，无论是微创外科手术、腔镜外科技术，还是基因检测的普及、靶向治疗药物的不断更新等，希望广大肺癌患者能坦然面对，科学治疗，把乐观传给其他人。

遇上肺磨玻璃样结节该怎么办?
与张兰军教授[①]对话

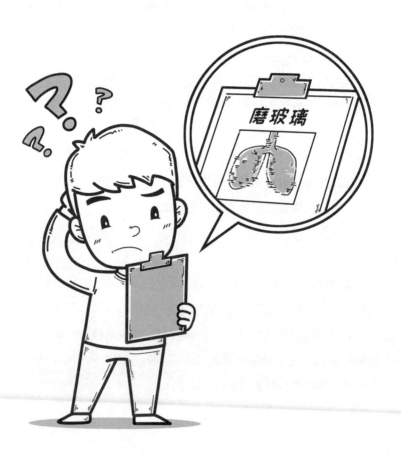

① 中山大学肿瘤防治中心胸科主任、肺癌首席专家。

> **菠萝：我感觉被查出肺磨玻璃样结节的人越来越多，您在临床上也有这样的感觉吗？**

张教授：确实是，以我工作的医院来讲，10 年前，新就诊的患者大多是实性结节，而最近 5 年，有 60%~65% 是磨玻璃样病变。医院内部员工查体也有很多查出来磨玻璃样结节。

> **菠萝：什么是磨玻璃影呢？**

张教授：首先要和大家明确一个概念，磨玻璃影不是一种病，它是影像科的医生描述病变的一个专用名词，也叫作"肺磨玻璃样改变"，指做胸部高分辨 CT 检查后，在肺窗内所见的云雾状病变，隐约可见血管、支气管。就像家里的磨砂玻璃，你看见有人影在晃动，但是看不清，若隐若现。

> **菠萝：磨玻璃影或者磨玻璃样结节怎么分类呢？**

张教授：磨玻璃影或磨玻璃样结节，专业上也称为 GGN 或者 GGO[①]。磨玻璃样结节主要可以分为纯磨玻璃样结节和混杂性磨玻璃样结节。其中最常见的是纯磨玻璃样结节，指在肺窗上看到的很纯的

---

① GGN：ground glass nodules，磨玻璃样结节。
　 GGO：ground glass opacity，磨玻璃影。

磨玻璃样改变，在 CT 上看不到任何实性成分或实性成分小于 5%；而混杂性磨玻璃样结节，则是指在 CT 的纵隔窗可见实性成分，这一类结节的风险较大。

还有一类叫弥散性 GGO，重症新型冠状病毒肺炎就是这类。它的来源多是肺炎、肺出血等，但也可能是肺癌。

> **菠萝：** 磨玻璃样结节的风险怎么判断？是不是结节越大，含有实性成分越多，风险就越大？

张教授： 是的。有很多因素影响磨玻璃样结节的风险程度，第一是大小，第二是质地。不管哪一种结节，如果直径小于 5mm，这些低危人群在 2 年以内复查即可；如果第一次发现结节在 5mm 左右，建议咨询专业的医生，根据诊断意见随访。

而大于 8mm 的混杂性磨玻璃样结节，且实性成分超过 30%，需 3 个月复查。随着直径的进一步增长，恶性程度越来越高，则建议外科处理。如果初始发现结节就大于 30mm，那就需要高度关注，立即进行外科手术。

专科医生对结节经常按大小分类：

<3mm 称粟粒样结节

3~5mm 称微结节

5~10mm 称肺小结节

10~30mm 称为肺结节

>30mm 称为肿物

> **菠萝：**有些人肺部有好几个磨玻璃样结节，这种多发的原因是什么呢？这一类结节发生癌变风险比单结节更高吗？

张教授：肺内多发的磨玻璃样结节占 20%~30%，女性比例高于男性，有肺癌家族史的比没肺癌家族史的比例高，吸烟比不吸烟人群比例高。

多发的磨玻璃样结节，可以发生在一侧或者两侧肺。我们一般首先关注个头大，实性成分多，比较危险的那个，优先处理。如果有多个结节，能同时处理，就一起处理。

两个结节，有可能是独立的，也可能有关系。如果切下来的组织做病理检查，发现病理类型不一样，或者分化程度不同，基因突变不一样，那就是独立的。很有可能两个结节都是早期。

我们还可以用测序的方法来研究两者的关系。取不同的肿瘤进行测序，可以通过计算的方式，看结节之间是否是独立的。如果是独立的，通常就比较早期；但如果是相关的，那就证明肿瘤已经转移了，是晚期的。

> **菠萝：**美国医生一般是根据指南来做手术，比如有些肺部结节要大于 8mm 才处理，那么遇到 7mm 的结节，患者能不能要求做？

张教授：无论中美，治疗最好都按指南来，指南是根据循证医学，在大量的临床研究和筛查研究的基础上制定的。大于 10mm 的纯磨玻璃样结节，长大的可能性就很大，因此需要处理。而小于

5mm 的结节变大概率就很低，因此推荐随访。如果用肿瘤最大直径翻倍时间来评估，1mm 的纯磨玻璃样结节要长到 2mm，平均需要 2000 多天，是好多年，因此被称为惰性肿瘤，不用着急处理。

美国和中国有个区别，就是它是以保险为主的医疗支付系统。这决定了在指南之外做手术如果出问题，医生无法承担这个责任，所以比较保守。而在中国没有这个规矩，大医院不给做手术，去小医院也能做。但如果是一个早期肺癌，即使提前做了手术，也只是相当于治疗的时间被提前了 10 年，并不影响生存期。而如果万一手术做得不规范，接下来的治疗反而麻烦。所以对于风险比较小的磨玻璃样结节，还是建议一定按照指南来。

当然我们也遇到有些心理素质比较差的患者，如果不做手术，心里无法承受，长此以往会崩溃。那这种情况，我们也会考虑做手术，但我们很清楚，这治疗的并非躯体上的疾病，而是心理疾病。

> **菠萝：** 如果一个随访的结节长大了，比如去年是 5mm，今年变成 6mm，是不是一定代表结节恶化了？

张教授： 不一定！大家要知道，测量结节是有误差的。如果是实性结节，用人工方法在 CT 影像上来测量，直径上的误差在 1.71~1.72mm；从体积上来讲，误差更是有 20%~30%；因此，不同医生、不同医院、不同精密程度的仪器，做出来的结果都可能有明显差异。从 5mm 到 6mm 的变化，有可能只是测量误差，并不是结节真的变大了。

所以，对于需要随访的结节，最优的方案是在同一家医院，用同一台机器做检查；如果超过了 2mm 的增长，我们才能认定为增长。

> 菠萝：最近人工智能（AI）辅助影像检查很热门，您也在积极参与。它对于肺部结节的诊断有什么样的帮助呢？

张教授： 2018 年底到 2019 年，我们跟腾讯医疗合作，靠他们深度学习的算法来帮助医生判断。他们做得最多的是人脸识别，在社会安全、各种大数据上应用很广，识别人脸其实跟我们识别肺结节的机制是一样的。我们前期创建模型的时候，输入了差不多 40 万例的肺结节病例，有良性的，有恶性的，让机器去学习，我们称之为觅影。机器有自己成长完善的过程，刚开始鉴别率不高，但是随着它的逐渐完善，它看片的准确度会等同于一个大医院里非常有经验的主任级影像专家。

用人工智能的好处有两个。首先，没有疲劳期。就算是高年资医生，一整天看到第二十个、第三十个患者的时候，精力可能就不那么集中了，做出来的诊断就不一定跟他看第一个患者时那么一致。另外，医生的身体健康状况、情绪状况也可能会影响诊断，造成一定误差。但是机器不会有误差，看一个患者和看一万个患者都是一样的。所以，机器可以检出更多由于人的因素而漏检的结节，也就是"漏检率"会降低。

其次，经验更丰富。机器是在几十万病例的基础上训练的，而我们的医生可能一辈子也看不到十万病例，因此，机器会帮助医生提高鉴定结节是良性还是恶性的能力。你看，AlphGo 下围棋已经超过人了。

最好的模式是，让机器先读片，把它发现的问题标记出来告诉医生，医生再去仔细看。如果医生同意机器的看法，良性的就放过，疑似恶性的就做相应处理；如果医生不同意机器的看法，就再请多位专家来讨论。最后肯定是人来做决定而不是机器，但人工智能的好处就在于能减少医生的工作量，降低漏检率，使诊断更精准。

> **菠萝**：我同意，未来人工智能不是取代医生，而是辅助医生。下一个问题，当我们发现了可疑的结节以后，到底要做哪些检查才能确定它是危险还是不危险，一定要做穿刺或者 PET-CT 吗？

张教授：当发现了一个可疑的肺部结节，外科医生也准备进行干预的时候，是要严格按照胸外科指南进行的。

如果发现的结节是一个超过 10mm 的纯结节，而且胸部、腹部的增强 CT 以及脑的磁共振都没有发现其他部位有病变——也就是转移，而结节位于肺部外周带，就可以做楔形切除，那我们会建议患者做微创手术治疗。有的患者可能马上就同意做微创手术了，有的患者则会要求先做病理学检查再决定是否手术。

这里想谈一谈磨玻璃样结节活检的问题。肺内结节如果是实性的，取活检的办法很多。位于外周部的结节，我们可以通过 CT 引导穿刺或者电磁导航支气管镜下定位穿刺取活检。位于中央部位的结节，我们可以通过超声支气管镜取活检。

但对于纯磨玻璃样结节，如果用 CT 引导穿刺去取活检，取到的可能性是最低的，因为它不是实性的，没有实性成分。在 CT 引导下穿刺，对一个 10mm 的结节在不同的方向上穿上 3 个取样针，取到的可能性不足 50%。因为结节里面不全是肿瘤。穿刺针下去，不一定能取到肿瘤成分，我们称为"取样误差"。

举个例子，要在全市抓恐怖分子，各区分别抽样，每个区找了一个派出所，每个派出所找了一条街道，每条街道找了一个居民小区，最后可能一个恐怖分子都没找到。可是这个结果能说明全市没有恐怖分子吗？这跟抽样穿刺检查是一样的道理。所以，对于发现纯磨玻璃样结节的患者，我们其实是不建议做穿刺活检的。

如果患者同意做微创手术，我们可以在微创的情况下先做精准定位，然后对定位部位做很小的切除。我们可以在术中马上对切除部分做冰冻活检，看是良性的还是恶性的。如果活检结果是恶性的，根据恶性的情况，来决定下一步切除的范围；如果活检结果是良性的，那么这个手术很小、很简单就结束了。

> 菠萝：在中国还有一个大家都很关心的问题，就是中药。当出现一个小结节，而外科医生觉得可以观察、不需要手术的时候，大家是不是可以吃一些化瘀的中药？另一个相关的问题是，做完手术后，是否还需要吃中药来降低复发的风险？

张教授：这个问题确实很常见。首先，如果你体内有一个医生允许你随访观察的肺部小结节，不建议你去吃任何药物，包括中药和抗生素。你只需要按照医生的要求随访就可以了，不要影响工作和生活。我可以坦率地告诉你，现在还没有发现任何中药可以把肺内的磨玻璃样结节消除掉。

如果手术清除了结节，确实发现是肺癌，那是否需要做后续的治疗，也就是术后辅助治疗，我们是根据肿瘤分期，严格按照治疗指南去做的。I期的肺癌（Ia期和Ib期），做完手术以后不需要做任何的治疗，完全可以正常生活。II期到IIIa期的患者做完手术后，医生会根据你的分期不同，给出不同的后续治疗建议，比如进行辅助化疗，或者辅助靶向药物治疗，或者在化疗的基础上再加放疗，按照医生的要求去做就可以了。

不管怎么治，一定要按照医生的要求做好随访。肺癌切除术以后的随访时间是这样的：

- 第一年，即手术当年应该每4个月到医院检查一次；
- 第二年到第三年，每6个月到医院检查一次；
- 第四年到第五年，我还是建议每6个月来一次，也有的医生建议每12个月来一次。

在这段时间之内，如果你出现了任何不舒服，比如说突然看东西模糊了，或者出现咳嗽、咳血、头痛、骨痛等症状，都要赶快去看医生。

至于这些患者要不要吃中药，作为西医来说，我们不反对，也不鼓励。如果你要吃中药，可以去中医院检查开药，但是一定要保护好你的肝肾功能。

> 菠萝：所以简单来说，吃中药是个人选择问题，但一定要注意副作用。最后再问一个有代表性的问题，其他癌症患者复查的时候发现了磨玻璃样结节，有没有可能是肺转移？肺癌患者的肺部结节在处理上会和一般人有什么不一样吗？

张教授：这是个很好的问题。我们临床上，看到很多乳腺癌、结肠癌、肝癌，甚至鼻咽癌的患者做手术的时候，没有发现肺内有结节，CT 检查完全正常。但是在治疗随访过程中，CT 检查发现肺部有磨玻璃样结节了。这时，因为患者以前得过肿瘤，很多人认为这是原来的乳腺癌或者结肠癌的肺转移。

癌症患者肺部出现结节，关键要仔细地分析结节的性质，纯粹的磨玻璃样结节是转移灶的可能性很低。转移癌的特点是实性结节、多发、多聚于双肺的外侧。

如果癌症患者已经治愈了他（她）的原发肿瘤，而肺内突然出现了一个实性的结节或者多发的结节，而且结节大部分位于双肺的外侧，那就要高度怀疑它是转移癌。最常见的原发肿瘤是乳腺癌和结肠癌。除了肺内发现结节以外，转移灶有时还伴随有肿瘤标志物的升高。作为专业医生，看到这个情况时，就要建议患者取活检，来明确它是不是转移癌。

但如果出现的是一个或者两个磨玻璃样结节，这时是转移癌的可能性就非常低了。因为原来的癌细胞通过血液转移到肺上，会直接破坏肺的结构，形成一个癌巢，不会呈现磨玻璃样。

磨玻璃样结节的形成，是由早期的不典型增生，到原位癌，再到微浸润癌，慢慢形成的，有一个过程，有点相当于癌症的童年、少年、青年。而转移灶是从外面来的，只不过以肺为寄居地，一来就是成年人，所以在片子上不大可能呈现磨玻璃样结节这样的形态。

遇到有肿瘤的患者出现磨玻璃样结节，当然要考虑到转移癌的可能性，但这种可能性很小，所以一般还是把它当作肺内独立的结节来随访和观察。

肺部结节如何避免过度治疗？
与姜格宁教授[①] 对话

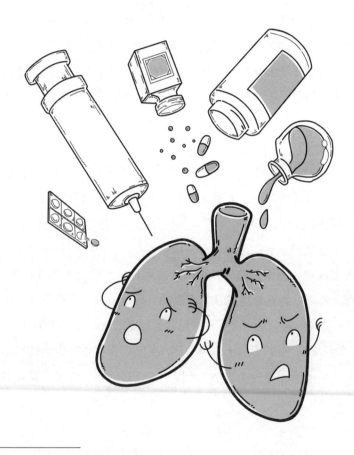

---

① 上海市医学会胸外科分会主任委员，中华医学会胸心血管外科分会肺癌学组组长，同济大学附属上海市肺科医院首席专家。

> 菠萝：根据您多年临床经验，从统计上说近年来肺部结节的问题是不是越来越严重了？早期肺癌的发病率是不是真的越来越多了？

姜教授：我们的疾病谱在近 30 年发生了巨大的变化。20 世纪 80 年代初，肺部肿瘤类型主要为鳞癌，腺癌占比很少，一般以中晚期为主；现在不管是肺部小结节还是肿块，均以腺癌为主。

过去男性鳞癌为主，女性腺癌为主，现在大城市、南方地区都以腺癌为主，中西部地区也在快速变化，腺癌占比逐年增加。随着经济的发展，越来越多的人可以通过 CT 筛查发现肺部小结节，肺癌的早期诊断越来越多，这也成为现在新的问题。

肺癌的发现率高可能和我们国家特有的医疗优势有关，从 2014 年起，早期的肺癌患者比例已经超过了中晚期的，在一线城市尤其明显，筛查已经走在世界前列，发现了越来越多的小结节。

> 菠萝：筛查是上海做的不错呢，还是其他地方也不错？

姜教授：20 世纪 90 年代初，我国以鳞癌为主，早期肺癌占比非常低，当时早期肺癌定义和现在第八版肺癌分期有很大的区别，例如当时早期肺癌指 6cm 以下的肿块且没有淋巴结转移。

2004 年，我国的腺癌和鳞癌发病率有个交错点，之后腺癌逐渐升高，鳞癌降得非常低。每个地区的筛查情况也不一样，上海、浙江、广东和北京这些大城市变化得早一点，在中西部地区变化有很多差异，这与地区的经济状况和普查力度有关系。

> **菠萝：** 大家体检查出结节都很诧异，生活方式健康，不抽烟不喝酒，为什么现在大城市很多人会出现结节？

姜教授： 不知道中西部、西部地区如何，就上海和浙江来讲，CT 的筛查非常普及，CT 是体检的常规项目。利用 CT 筛查，很小的结节都可以查出来，小结节不一定就是恶性的，只是通过 CT 检查发现了大量的肺部病变。绝大多数是良性的病变或者其他病变。筛查力度增加，会有更多的小结节患者被检测出。

> **菠萝：** 现在发病率增加很大程度上是技术的改进，而不是一些风险因素显著的改变吗？

姜教授： 从地区抽查的样本量来看肺癌发病率确实比过去增加了许多。早期筛查出来的问题，发现了大量的小的病变，不能把所有小结节等同于肺癌，不能完全等同。

> **菠萝：** 体检的时候发现了一个小结节，怎么才能知道它是良性还是恶性？

姜教授： 肺部小结节包括磨玻璃样结节、混合磨玻璃样结节、实性结节，也有微小结节、小结节和结节之分。各种肺部病变有不同的鉴别诊断方法，临床处理和共识完全不一样。良恶性的判断需要结合影像学诊断、随访观察、穿刺活检等。

> **菠萝：** 什么样的结节属于早期肺癌呢？

姜教授： 在总的分期当中，0 期和 I 期都意味着是最早期的肿瘤，手术效果非常好，治愈率非常高。

经常会有患者听到肺癌就吓得不轻，因为他对肺癌的意识还停留在二三十年前。但现在已经完全不一样了，现在早期肿瘤生存率非常高。

> **菠萝：** 从统计意义上来看，有多少 0 期或者 I 期的早期肺癌患者能做手术呢？

姜教授： 根据我们医院的数据，现在的肺癌患者中早期的比例可以占到 80% 以上，这是非常高的一个数字了，2020 年的统计数据是做了 14 000 多例肺癌手术。只要确定是肺癌了，**需要手术的我们基本都会做手术，如果可以随访的，还是建议患者长期随访。**

> **菠萝：** 如果要求患者随访，一般随访的频率有多高？

姜教授： 依据结节的性状，如果是纯磨玻璃样结节，看结节大小、CT 值、边界情况来决定。初次发现结节，不管是什么结节，不管磨玻璃样结节、混合磨玻璃样结节还是实性结节，初次发现之后都应先做随访。不是发现小结节立即就要手术，所有医生和患者都要牢牢记住这个共识。

比如看到一个边界很清楚、6mm 的磨玻璃样结节，像原位腺癌，但在所有的共识当中，原位癌的手术适应证仍然有争议。早期手术也会给患者提前带来身体损伤、肺功能损伤，导致其免疫力降低。通过长期、定期规范随访，发现结节有变化的时候，这时候手术，一般不会影响生存期，因此小结节手术需要综合考虑。

> **菠萝**：很多人在结节切完之后，内心就感觉安全了，其实切除不一定就是最好方案，还是有风险的，对吗？

姜教授：如果是一个纯磨玻璃样结节，并且从影像上判断是原位癌的话，第一选择是随访，不着急去做手术，因为它是一个惰性的肿瘤。特别是当手术要牵扯到一个肺段或者肺叶，带来的创伤过大的时候，优先考虑长期随访。

风险是一方面，手术对身体的损害也提前了。有两种情况，一种是长期随访当中这个结节发生改变，外科医生可以介入手术；还有一种特殊情况，我们判断是原位腺癌，患者每天焦虑靠药物来维持生活的话，可以适当提前做手术。对于原位癌，不建议做过大范围的手术，例如患者的小结节位置靠近肺部当中，需要做肺叶切除的话，我们更加反对这种过早手术的肺叶切除方式，因为损伤大。

> **菠萝：根据什么来决定肺部手术方式？**

姜教授： 合理标准化切多少范围，这很关键。从肺外科常规来讲，有局部切除、亚肺段切除、肺段切除、联合肺段切除、肺叶切除和全肺切除。

我们首先要确定它是不是肿瘤，如果确定了，再考虑它对生命的危害有多大。如果确定了需要做手术，作为肺外呼吸科医生，第一，根据病理分类，告诉患者这大概是个什么类型，从而决定手术范围。

第二，根据肺部结节位置，如果在肺的周边，一个小的微浸润腺癌的话，一般局部切除；如果在肺部偏居中位置则选择肺段切除或联合亚肺段切除；如果更靠近根部的话，要衡量切除离肿瘤边界有多少距离，我们要尽量避免因为手术不充分而带来的肿瘤复发风险。

简而言之，不同手术方式有两个决定因素，第一是术前根据 CT 来判断患者大概是哪个类型肿瘤；第二根据肺部结节的部位来决定手术方式。在最大限度保留患者的肺功能的前提下，把肿瘤切除。

> **菠萝：我听说有位患者在肺段切除的手术中，做了术中病理检查，最后切了更多。术中病理检查为什么要这样做，对医生和患者有何好处？**

姜教授： 术中的冰冻病理以及冰冻的质量非常重要，对指导外科医生决策起了关键性作用。在手术中常规切下来的所有结节马上送冰冻病理检查，15~25 分钟病理结果会出来。可以告诉我们患者是原位、微浸润、浸润哪个亚型，对手术非常有帮助。

无论是医生还是患者，大家不要恐慌，术中冰冻和手术以后冰冻的病理结果不一样，即使前后冰冻病理有误差，贴壁型患者 5 年以上的生存率 100% 没有影响，不影响术后生存。目前国内大部分医院都能在手术中给出基本准确的冰冻报告。

> **菠萝：**遇到多发的肺部结节，作为医生怎么处理？风险是不是更高？手术是怎么考虑的？

姜教授：多发的肺部结节确实越来越多。许多患者很焦虑，对医生的临床决策也是一种考验，需要把握好尺度：是否为手术适应证，考虑到患者耐受和肺功能损伤，做手术能否一起切掉，比如一个肺叶内三个结节，切一个肺叶就能解决；但更多的是左、右肺都有，在切不干净的情况下，需要确定哪个是主病灶，可能会带来转移等危害，要把最严重的、最危险的优先解决掉。如果患者有许多结节，且以现阶段医疗水平切不干净，无法解决根本问题的情况下，等主病灶发展变化时再动它。并不是所有的病灶都是要外科处理，还可以考虑放疗等方式。

> **菠萝：**对于不能手术的患者，还有别的办法吗？

姜教授：每个地方的经济不一样，筛查也不一样，所以还是有部分患者查出来已经中晚期，不适合手术了。但这并不意味不能治疗，**除了手术以外，还有很多治疗方法可以选择，包括化疗、靶向治疗、免疫治疗、放疗以及中西医结合治疗等**，都是肿瘤综合治疗的体系，我们可以根据患者的具体情况，经过团队讨论，再选择最适合的治疗办法。

有一些患者如果心肺功能不好，确实不适合手术的，可以选择做放疗或立体定向放疗等，总还是有治疗方法的。对于实体性肿块，立体定向放疗是有一定帮助的。

但现在还没有确切的证据表示放疗对磨玻璃样结节有效。需要处理的话，还是推荐优先考虑手术。

> 菠萝：有一个患者，切了主病灶，留下来一个直径1.3mm、位置不好的病灶，能否用微波、射频、放疗等解决？

姜教授：对于这样的病变，再切可能会影响肺功能或者生活质量，这种情况可以首选立体定向放疗（stereotactic body radiation therapy，SBRT）或者介入（消融）的方法来解决。

> 菠萝：遇到跑遍全国咨询的焦虑型患者，怎么办？

姜教授：可以理解患者的心情，由于目前科普不到位，很多患者对小结节非常恐惧。对于非常焦虑的患者，已经影响了正常生活，可以做一个日间手术，创伤非常小，以解除他的担忧。

但涉及更大的创伤手术，比如肺叶切除，医生要非常坚定地告诉患者，做这个手术对你来说并不获益，您的疾病只需要随访，不影响寿命。患者需要增加依从性，避免不必要的过度治疗。

我也希望全国的胸外科医生多学习规范指南，并且及时掌握胸外科和相关领域的指南更新，最好是能背下来，这是做医生所必须掌握也是最基本的要求。

> **菠萝：** 对于您来说，肺小结节的患者随访，是否出现过不可管理的局面？

姜教授： 作为一个成熟的医生，要全面考虑，随访时要认真阅片，这一点非常重要。磨玻璃样结节，一般不会致命，不会影响患者的预后，级别再高也就是一个浸润性腺癌，不会在半年一年内出现太大的变化，发展非常缓慢。实性结节可能存在转移倾向，随访更需要认真对待，缩短随访周期，避免漏检。

> **菠萝：** 40 多岁男性，ⅢA 期的术后患者，化疗结束，对侧肺出现 5~6mm、3~4mm 的两个实性结节带毛刺，医生要求随访观察，什么时候需要手术？是否需要穿刺？

姜教授： 磨玻璃样结节或混合性的结节可能是原位癌。但这位患者的情况，不能判断实性结节是否为原位癌。建议这位患者密切随访结节变化，有变化的话，可以选择手术或者 SBRT。根据患者全身情况来判断，做手术要考虑到患者的生活质量，做这个手术是不是获益。没有必要对这么小的结节进行穿刺，即使是导航也不一定能得到阳性的结果，随访即可。

> **菠萝**：患者45岁，6mm实性结节，医生建议1年随访，被疫情耽误几个月是否有影响？是否需要进行常规剂量或者低剂量CT检查？是否需要在同一台机器做？

姜教授：初诊医生给出随访时间是1年，说明临床上恶性比例不大，几个月的误差不影响预后。普通CT检查就可以，我们国家目前低剂量螺旋CT很少。医院和医院之间没有共享，小结节最好在同一家医院检查，可以在计算机上仔细做对比，因为随访对肺小结节非常重要。

> **菠萝**：您很擅长微创手术，很多人认为孔打得越少代表着技术水平越高，实际情况是这样吗？

姜教授：从微创手术的历史来看，20世纪90年代初，国外的微创外科手术需要打5个孔，大家也从这时候开始学做微创，慢慢变成4孔、3孔、2孔，到现在的单孔。这样的转变代表了微创技术的进步。确实我们也看到了单孔比多孔术后患者疼痛更轻，恢复更好，现在也越来越多的医生做单孔。

不要看单孔创伤小，其实里面的操作都是一样的，该切的还是切干净了。

除了创伤小，单孔手术的医生在操作的时候视野是直视的，不会受到镜子摆放角度的影响，医生的站位也会更方便。我们医院现在简单的手术大多数都是做单孔。

但是我们也不能完全否定 2 孔、3 孔的手术，做手术有一句最经典的话：**外科医生永远以自己最熟悉的方法给患者做手术**，这是我们的行业精神。所以医生可以自行选择做几孔，但是要永远保证患者的安全和治疗的效果。

> 菠萝：所以我们不用执着于几孔的问题，但是从专业的角度，单孔确实是外科医生追求的一个高目标。微创手术是不是做完以后患者恢复会更快一些？

姜教授：做手术的患者问得最多的就是两句话，第一个就是"我能不能做微创？"第二个就是"要打几个孔？"

我们肯定会告诉他（她），微创手术后的恢复会比开胸手术更快，这是全世界的共识。单孔和多孔的区别除了恢复快，最重要的区别其实是伤口的慢性疼痛。

开胸手术到现在都无法解决的一个难题就是术后的慢性疼痛。一到下雨天伤口就会发痛，这种疼痛还可能是终生持续的。所以我们在做微创和开胸、单孔和多孔的比较时，手术的效果不是重点，因为效果几乎没有区别，应该去比较生活质量和创伤疼痛，这才是最重要的。

> **菠萝**：肺癌手术之后还会有辅助治疗，什么样的患者会需要这个呢？它有什么优势？

姜教授：对于 II 期和 III 期的患者，辅助治疗是肯定需要的，可以减少复发、提高生存率。辅助治疗一般包括化疗、靶向治疗、免疫治疗、放疗等，具体方案需要经过团队的多学科会诊，还得根据规范以及患者的检测结果来决定。

> **菠萝**：辅助治疗选化疗还是靶向治疗，它们各自优缺点也是大家关注的，您是怎么看的？

姜教授：现在我们已经掌握了化疗的获益比例，但是对于靶向治疗，还存在很多不确定性。靶向治疗到底要治疗多少时间、后期是不是要减量或者间隔吃药、是否要终身服药等，还需要继续研究。我们最担心的是耐药的问题，除了规范用药时间以外，还需要考虑耐药以后的后续治疗。

手术之后，外科医生需要判断患者是否还需要辅助治疗，再提出会诊意见和内科医生一起讨论后续方案。

> **菠萝**：现在很多晚期肺癌患者都需要做基因检测，那早期肺癌需要做吗？

姜教授：多数不需要，但我们早期的患者会留存样本，按照情况，有时可能会需要做。我们讲的早期只是按照传统的标准划分的，将来可能会有新的划分标准，因为有些 I 期肺癌的也有一些高危的，患者携带一些高危因素，比如微乳头肺腺癌亚型，即使是 I 期预后也非常不好。

在微乳头肺腺癌亚型当中，如果有一些其他的高危指征，比如是不是经过了胸膜，肿瘤是不是有血管的癌栓等，都会影响它的预后生存。如果早期肿瘤的高危因素多，那其实也相当于 III 期甚至 IV 期的风险了，它的无进展生存期可能和这些中晚期差不多。对于微乳头占比大于 20% 的患者，即使看起来是早期，也可能会纳入辅助治疗，但不建议早期靶向治疗。所以对这些患者，我们可能不需要做基因检测。

即使要做基因检测，我们是有对应药物用的基因才测，目前还没有药的就暂时不测，这样可以节省一些费用。

> **菠萝：患者做完手术以后，休息多久才能正常生活呢？**

姜教授： 绝大多数的患者手术以后都能很快地恢复到正常的生活和工作状态。具体取决于手术的创伤程度，比如这个患者切了多少肺，如果局部切除两天就可以出院了，肺叶切除或者全肺切除的恢复期就要长一些。也要看患者有没有合并症或者基础疾病，这些都会影响到他的恢复情况。

> 菠萝：如果是一个相对健康的、四五十岁、没有什么基础疾病的患者，做的也不是特别严重的手术，未来还能运动吗？

姜教授：应该没问题。他可以去爬山，甚至可以跑步。最近我曾经医治过的患者去参加马拉松赛还取得了非常好的成绩。距离他手术已经过去 5 年了，他切了一整个肺叶，那算是很大的创伤了。所以完全不要担心，安心治疗就好。

> 菠萝：您做了那么多手术，可能各种各样的副作用都见到过，您觉得在做肺部手术之前，对于术后生活患者有哪些事情是需要做好心理准备或者需要学习的？

姜教授：最重要的还是疼痛，每次咳嗽伤口都会疼痛，但是咳嗽也有好处，就是能让肺扩张。

此外，我们讲的最多的就是正常的饮食习惯，术后要逐渐从好消化的饮食过渡到正常的饮食，也要注意体力的恢复。所以我们现在越来越主张患者术后进行适当运动。**一是能减少并发症，特别是静脉血栓和肺部栓塞；二是加快恢复**。所以我们一般术后第二天就会让患者下地简单活动。

> **菠萝：** 有什么具有清肺功能的食物吗？

姜教授： 我们各地有很多风俗，手术以后吃各种食物的都有。其实现在大多数手术需要全麻，术后不宜吃过油的食物，最好还是以清淡和好消化的食物为主。营养是慢慢补充的，也没有什么特别推荐大家多吃的。富含维生素的蔬菜可以适量多吃一点，还有就是多补充水分。

> **菠萝：** 老百姓有一个说法叫"发物"，根据您的经验，真的有什么东西是最好不吃的吗？

姜教授： 这也是门诊患者经常问的，就是手术后忌口的问题，经常会有人问海鲜这类"发物"能不能吃，实际上从目前的研究来说，我们并没有发现这些东西对肿瘤有什么不好的影响。

就算是健康的人，吃什么也要讲究平衡，能量、电解质、维生素的摄取达到每天的需要量就可以了，过多也是给身体增加负担。

> **菠萝：** 除了带团队，治疗好患者以外，您最想干的一些事情是什么？

姜教授： 外科医生其实从医时间并不是很长，现在本科毕业以后要读硕士、博士学位，之后又要参加规培、专培，出来都已经30多岁了，而大多数人都是60岁退休，有创造力的时间很短。

　　但是如果你想成为一个卓越的胸外科医生，起码要做几件事情：第一是做出一项新的技术。第二是根据手术和临床需求，对现有方法有所创新。比如针对现有的器械需要完善的地方，你就要想好怎么样去解决、应该是什么样子，然后再去找合作厂家讨论技术方案。第三，如果一个医生在自己的领域做得非常卓越，积累了很多的经验和方法，我就希望这些医生能够沉下心来总结一下，形成一部著作，这也是非常好的贡献。

　　我们中国现在有 8000~9000 个胸外科医生，只要有 5% 的医生能做到卓越，绝对数量就是非常大的。这会是行业，也是患者的福音。

肺癌手术如何康复?

与何建行教授 [①] 对话

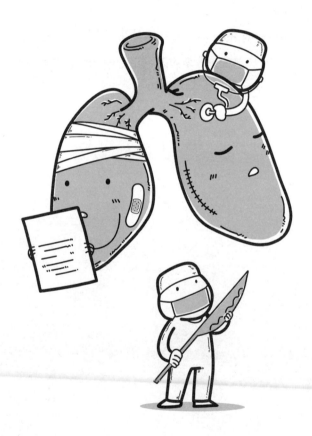

---

① 广州呼吸疾病研究所所长。

> 菠萝：您从事胸外科工作近 30 年，是该领域中国最顶尖专家之一。能否介绍一下，随着现代医疗手段的兴起，肺癌外科手术经历了怎样的更新换代呢？

何教授： 原来，肺癌的治疗手段基本以手术、化疗、放疗、中医治疗为主，近些年免疫治疗、靶向治疗的兴起，使得肺癌治疗手段更加多样化。但是早期肺癌的治愈，仍主要依赖手术。胸外科手术本身在最近几十年也经历了巨大变化，从传统的大麻醉、大切口手术，逐渐转变为 20 世纪 90 年代的微创手术，再发展为 2010 年后的"微微创"时代。

"微微创"是指精准麻醉、微创手术，早期肺癌患者一般术后 4~5 小时可以下床活动、饮水进食，术后 1~2 天即可出院。现阶段的手术对病灶的处理更加精准，既能达到切除效果，又能降低对患者的伤害。对于很多肺部肿瘤患者来说，经历手术受到的损伤很小，甚至少于化疗、放疗，基本类似于阑尾切除手术。由于损伤小，现阶段的胸外科手术能与化疗、放疗、靶向治疗、免疫治疗结合更加密切，相得益彰。

微创手术与靶向治疗的结合： 精准外科手术有助于提高组织标本基因检测的准确性，利于靶向药物的正确选择。微创手段直达原发灶，能够更好、更多、更准确地提取组织样本，使得对于样本的基因学分析能够实现"全样本量"分析，而非抽样分析。

微创手术与免疫疗法的结合： 减轻肿瘤异质性对患者预后的不良影响。由于肿瘤异质性，使得其侵袭能力、对药物敏感性呈现差异，因此，使用单一疗法的效果可能不佳，微创手术与其他治疗手段相结合，则有利于优化治疗效果。

现阶段，早期肺癌一般采取以手术为主的综合治疗；而中晚期肺癌也有更多机会采取纳入手术的综合治疗方案。因此，外科手术在肺癌治疗中仍有不可替代的作用。

> **菠萝：**有谣言说手术会加速癌细胞转移，在肺癌治疗领域，是否有足够的证据打破这个谣言？

何教授：我从 1988 年开始在胸外科主刀，跨越了手术的 3 个时代（大切口 - 微创 - 微微创）。早年间，肿瘤的检查手段有限，很多时候通过 X 线片检查确诊肺癌，再辅以其他简单检查确认未转移，之后进行手术。有的患者术后几个月或 1 年多，发现脑转移、骨转移或肝转移，这使患者及家属产生了手术引发转移的错误印象。

实际上，是手术前已经发生的转移，由于检查手段有限，未被检查出。根据肿瘤生长速度分析（肿瘤细胞发展为 2cm 的病灶平均需要 2 年），很多术后不久发生的转移，应是手术前即存在的转移灶。

过去 20 年，检查手段不断增多，包括 CT、PET-CT、血液检查等，术前癌症转移的评估准确性得到显著提高。因此，术前转移未测出的情况在过去 10 年大幅减少，甚至可以说减少 80% 以上。

> **波萝：**很多患者急切想要手术，什么样的患者不适合尽快手术呢？

何教授：目前内科和外科的界限越来越模糊，在决定患者是否适合手术前，需对患者全面检查，做出身体状态的综合评估。基于此评估结果，以延长患者寿命、改善生活质量为目标，在手术、化疗、放疗、靶向治疗、免疫治疗中进行选择，很多情况下形成的是多种手段相结合的综合治疗方案。

> 菠萝：同样是肺癌早期患者，部分人术后治愈，但也有个别患者术后复发，您如何看待这个问题？

何教授：国际公认的 TNM 分期 [1] 是根据肿瘤大小、是否转移进行划分的，其欠缺之处是未根据肿瘤的细胞或者分子性质进行精细的区分。我们在 TNM 分期基础上加入基因学分析，可以更准确地评估预后，从而更精准地制定术后辅助治疗方案，降低复发风险。

> 菠萝：很多肺癌患者担心接受外科手术后呼吸不畅，对于这部分患者的身体锻炼，何教授有怎样的建议？

何教授：首先会建议患者术后恢复正常的工作和生活状态，这一点非常重要。治疗的更高境界是不仅治好疾病，还不能降低患者的工作和生活质量；所以在手术时会策略性地思考，如何在去除原发灶的同时，恢复患者的呼吸功能和运动功能，最大程度地优化肺功能。同时也会在手术前后帮助患者进行呼吸康复训练。

对于个别患者，通过合理地设计手术方式，甚至能达到肺功能在术后优于术前的效果。举个例子说，我刚跟呼吸内科的医生交流

---

① TNM 分期：tumor node metastasis classification。

一个问题。手术后帮患者切了一部分肺，患者的肺功能有没有可能比手术前更好呢？菠萝，你觉得呢？

菠萝： 不太可能吧。

何教授： 实际上是可能的，在于设计。人体器官的功能是相对的，不是绝对的。肺功能和心功能其实就是一个相对值，要除以你的体重。我们把你体重里面多余的东西去掉，可能手术帮你切掉了5%的肺，如果你减重10%，那么其实肺功能还比原来多了5%，心功能也比原来多了5%。所以从理论上讲，完全是可能的。

我们给患者做心肺联合移植时也是这样，到底选择多大的心脏、多大的肺，也是要讲究匹配性的。有时候选择到合适的心脏给患者，可以使患者心功能比他自己正常时还要好。患者100斤，如果找到一个100斤体重的人的心脏给他，他能恢复得不错。但有时我们判断，如果配一个体重120斤的人的心脏给他，他可能恢复得更好。因为心脏移植过来时已经损伤一部分了。供体体重比患者体重多了20%，心脏功能也是如此，对他来说可能更匹配。

> **菠萝：** 我们都以为损伤掉一些肺功能，肯定会不如以前。看来这也是相对的，还是需要健康综合管理的概念，更注意自己的健康生活，锻炼、减肥都会对治疗效果有帮助。

何教授： 对，我们外科医生也是一个修理工，在修理时除了去掉原有的病灶外，还要考虑怎么把它修得更好。就像刚好有人脸上受伤，好的医生不光帮你缝好，还修整得比原来更漂亮一些。这是一个道理。

> **菠萝**：听说您有个创新，叫个体化微创肺癌诊疗，是什么概念呢？

何教授：个体化就是根据每个人的实际情况，设计麻醉方法、切口位置，使用不同方法，切除不同大小。这样使患者既能根治癌症，也能保持更好的生活质量。

我们的个体化微创肺癌根治手术横跨几个领域。举个例子，在20世纪八九十年代，肺癌只要发现一个1cm的病灶，也不管恶性度如何，可能直接就做了全身麻醉，切了肺叶。现在对肺癌研究得更清楚，同样1cm的病灶，恶性程度相差甚远。我们会根据患者实际情况判断是否需要切掉一个肺叶。

对于手术前的优化管理，比如超重患者要减体重；很瘦的患者锻炼肌肉，这样患者应付手术后创伤的耐受能力会强很多。

麻醉方案也是因人而异。我们在手术时经常发现，按照正常麻醉剂量使用，麻醉效果不足。那可能和这个患者平时的烟酒摄入量有关。烟酒摄入量高的人，对一般麻醉剂的代谢可能比较快，很容易耐受，那么手术时起码要多加20%~30%药量，才能达到正常的效果。这是个体化的一个典型表现。也就是说，不仅要按照传统方式评测患者的器官功能、形态学，还要评测代谢学。比如同样是服用阿司匹林，哪些人吃一颗不够，哪些人吃一颗太多。

切除方案取决于给你主刀的医生受训练的水平：有没有受过微创训练、大切口训练做的怎么样、有没有心血管外科技术的基础、有没有内镜操作的经验，这四大技术决定了医生能帮你做哪种方案的手术。还有医院的设备因素也会起决定作用。

手术后的管理，有些需要放胸管，有些根本不需要放胸管。现在微创手术的术后刀口疼痛很少了。但是还有一个问题，引流管很痛，我们还得研究哪些要放引流管而哪些不放。

　　所以我们这个研究是全链条的设计，根据每个患者的情况、病理的情况、医院的情况，总体来设计，使得这个办法最适合这个患者。

> 　　菠萝：这听起来是一个非常复杂而且昂贵的方法，昂贵的不是钱，而是医生的专业和时间上。我相信您的团队应该做的不错，如果想要推广给更多的医院，它的阻力会在哪儿呢？

　　何教授：推广呢，看似很难，也有容易的地方。

　　首先需要一个强制的培训制度。为什么在国外一个医生的成长期很长，有的快四十岁才能做专科医生？因为他需要接受培训的东西很多。

　　第二要善用现代科技的手段。科技手段能克服传统中出现的缺点。我们医院的胸外科医生只需要干六七年，可能做出来的手术像其他医院有二三十年经验的医生做的。因为他们在手术中通常用 3D 或者裸眼 3D 的技术，精准定位，促进缝合更精准。但一般的医生要接受训练很久才能积累这样的经验。

　　比如我们这次研究新型冠状病毒肺炎，短时间内要找一个有一两千例临床经验的放射科医生，其实几乎是不可能的。但是我们用人工智能（AI）的手段，把三四千案例积累在一起，就会把人的功能做了拓展。在我们的研究当中，也做了一个人机大战。培养出来的

AI 看新型冠状病毒肺炎片子的准确度，一般可以达到 90% 以上。但是最好的医生也只能达到 80% 以上。这是一个很典型的例子。

> **菠萝：** 何院长，还有什么重要的事想告诉大家？

何教授： 肺癌现在是中国疾病致死的第三大因素，仅次于卒中和缺血性心脏病。很重要的是，体质好的人也会得肺癌。早期癌症筛查和早期预防很容易忽略这一点：大家感觉身体很好，不太容易得肿瘤。身体很好不太容易感冒，但不一定不会得肿瘤。我们通常建议二十年来没怎么感冒的人，要多加强一下体检，因为研究发现在这个人群里肿瘤的发生率比其他人会更高。不是本身发病率高，而是长期不体检导致错过了早期发现的机会。

肺癌的智慧放疗是什么?

与于金明教授[①] 对话

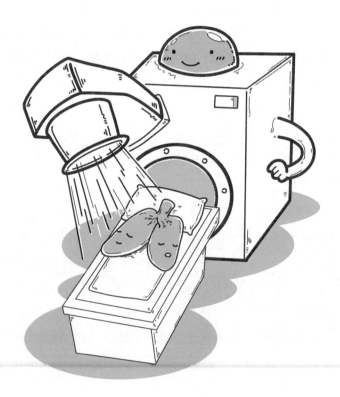

---

① 中国工程院院士、山东省肿瘤医院院长。

> **菠萝：** 请您介绍一下放疗在肺癌治疗里的价值，以及什么样的患者比较适合用放疗？

于教授： 很多人对放疗不是很理解，1995 年欧洲一本放疗杂志上有篇文章论述了放疗、化疗、手术对于肿瘤治疗的价值。文献中报道当时的肿瘤 5 年生存率是 45%，其中 22% 靠手术治愈，18% 靠放疗，而内科治疗仅有 5%。可见放疗的地位是很高的，治愈率很高，而且患者治疗后生活质量很好。

对于肺癌来说，放疗在肺癌全程治疗中都有重要作用，无论是 I 期，还是区域淋巴结有转移的 II 期、III 期，以及有远处转移的 IV 期。现在的观点认为：如果是 I 期的肺癌，立体定向放疗（SBRT）是能和手术媲美的，特别是 SBRT 联合免疫治疗为早期肺癌带来获益，这在国内外都有很多研究证据支持。对于局部晚期、不能手术的患者，同步放化疗联合免疫治疗已经被纳入治疗指南，成为标准治疗方案。对于 IV 期寡转移的患者，化疗、靶向治疗、免疫治疗之后采用放疗巩固，效果也很好。

最近免疫治疗联合放疗，对于晚期转移患者的中位生存率已经达到 40 个月以上，这就说明，完全可以通过以放疗为主的联合治疗，使晚期肺癌成为一个慢性病。世界卫生组织定义慢性病是 5 年生存率达到 50%，也就是说，肺癌患者可以和高血压、糖尿病、心脏病患者一样，通过有效治疗维持较好的生活质量。这就是放疗在肿瘤治疗，特别是在肺癌治疗中的地位。

> **菠萝：** 射波刀、伽玛刀治疗，它们和普通放疗有什么区别？

于教授： 万变不离其宗。放疗的老祖宗是伦琴，1895 年他发现了 X 射线，放疗也是基于 X 射线发展的；再到后来发展到钴 60，这种治疗是基于 γ 射线，二者都是光子束。现在应用最广的是医用直线加速器。射波刀、伽玛刀、TOMO[①] 等都是精准放疗的一种方式，属于放射治疗的范畴。质子治疗是另一类，相对更为昂贵的一种技术。

> **菠萝：** 您是国内精准放疗积极的倡导者，也是创造者。精准放疗的"精准"两字体现在什么方面呢？

于教授： 最早是 1995 年，我在《中华肿瘤杂志》提到精确放疗，之后才是精准放疗。精确首先是要保证放疗的靶区画得准，其次是射线照得准。怎么能够使放射线最大限度地打中靶子消灭敌人，同时最大限度地保护周围的正常组织，这就叫精确放疗。精准放疗和精确放疗有其共性的东西，精准放疗更加入了分子生物学水平、基因水平的一些概念。

> **菠萝：** 精准放疗这个概念是对所有的癌症都适用吗？什么样的人更能获益？

于教授： 对精准放疗来说，肿瘤照射靶区越复杂，效果越好。

---

① TOMO：Tomotherapy system，螺旋断层放射治疗系统。

对精准放疗和传统放疗做一个形象的比喻，传统放疗就是丢过去一个炸弹或者原子弹，不管好人、坏人统统杀死；精准放疗像生物制导的导弹一样会定点爆炸，选择性地、个体化地攻击目标，并最大限度地保护了这个靶区或者肿瘤周围的正常组织。

> **菠萝：**放疗作为综合治疗的一部分，与其他治疗比如手术、化疗联合使用时，顺序很关键吗？

于教授：当放疗出现瓶颈的时候，我们应该优化治疗方案。

第一是优化剂量，这个已经得到了答案。单次剂量高的放疗理论上疗效要好很多，例如现在的 SBRT，单次剂量甚至比传统剂量高出 10 倍，但生物学效应是好的。

第二是优化靶区，通过 CT、PET-CT 等指导，将肿瘤靶区勾画的更精准。

第三就是顺序，放疗和不同治疗手段联合的顺序。单纯的放疗受到很多限制，"放疗 +"是放疗发展的趋势。每一种治疗方式都有它的局限性，它和不同的治疗技术相加时，我们就根据肿瘤的病灶不同、所在器官的不同、治疗手段是姑息还是根治的不同、肿瘤的生物学行为的不同，来决定是先放疗、后放疗还是同时放疗。

例如患者是Ⅲ期非小细胞肺癌，手术切不掉，这种情况从 20 世纪 80 年代就发现，单纯放疗、单纯化疗或者先化疗再放疗、先放疗再化疗的续贯治疗，远远不如同步放化疗的效果好。因为这种局部晚期的患者存在两个高危因素：①局部病灶控制不住，局部失败的概率就大；②肿瘤病灶大，淋巴结有转移，远处转移的概率就高。两个高危因素并存的情况下，就要放化疗同步做。

如果患者手术后淋巴结转移为 N2，原发灶已经切掉，切的还比较干净，但是他还需要放疗，因为这种情况局部失败的概率还是很高的，在 15% 以上甚至更高。在这种情况下，因为手术是局部治疗，建议先进行化疗的全身治疗，化疗结束后再辅助放疗。放疗的顺序取决于肿瘤的临床病理、一般状况以及生物学行为，而不是一概而论。

> 菠萝：在最开始制订治疗方案时，是不是最好有放疗科医生参与？

于教授：多学科综合治疗（multi-disciplinary team，MDT）在我们医院已经开展起来，每周三下午 3 点半开始。上一周在我们医院住院处有登记的 80 多个患者，全部由内科、外科、放疗科、影像科、病理科等几十个专家集体讨论治疗方案，使所有患者的治疗都达到标准化、规范化和同质化，收到了很好的效果。

> 菠萝：听说 MDT 推广中的一个挑战是不同科室的医生之间有利益的冲突、自尊心的冲突，您觉得这能在全国各地推广吗？

于教授：MDT 的推广一定要有行政干预。我们医院一开始大家也不接受，有的医生自己治疗不规范，他就反对讨论，但反对没用。只要是医院住院处接收的患者，我们就要拿过来讨论，并不取决于医生想不想递交病例。有人不高兴，慢慢也就习惯了，慢慢就规范了自己的治疗，这样就避免了各自为战。

我经常说：科室是医院的，不是你家自留地，想种什么就种什么。肿瘤是非常复杂的，它是一个公认的需要多学科治疗的综合体。我们国家肿瘤治疗中最大的挑战是"规范"。

我们医院全院 MDT 每星期一是乳腺癌，星期二是食管癌，星期三是肺癌，星期四是肝胆胰肿瘤。针对这 4 个癌种的患者，我们的MDT 会议已经做到 100% 覆盖；争取再通过两年的时间，覆盖所有住院患者。我们相信应该能够做出中国特色、山东肿瘤医院的特色。

> 菠萝：对于早期或者中晚期肺癌，放疗的时长是怎样一个节奏？

于教授：放疗不存在周期的问题，就是分为根治性放疗和姑息性放疗两类。

姑息性放疗目的是延长生存期、提高生存质量；根治性放疗的目的就是治愈。治愈就是一次性的，并且在第一次治疗的时候，就一定要达到根治剂量。肿瘤治疗失败以后，再去打补丁式的治疗就非常困难了。所以我们常常强调规范诊疗的原因，就是肿瘤患者往往只有一次机会。这次治疗方案如果是错误的，那将来很难弥补，这是肿瘤的特殊性。如果是根治性放疗，不管是照 5 次、10 次的大分割，还是照 30 次左右的传统分割，我们就希望通过这一个疗程的治疗，能够彻底治愈。这是当今放射治疗的标准理念。

> 菠萝：肺癌患者在做放疗时，有什么需要特别注意的？或者有哪些并发症是需要留意的？

于教授：首先，肺癌放疗前需要戒烟。其次，放疗中，因为肺是一个动的器官，我们要保证做到在定位的时候和在放疗的时候，患者肺的呼吸运动是一致的。当然我们也想了一些办法，例如主动呼吸控制（active breathing control，ABC），但一般情况主要靠患者自己自主呼吸、平静呼吸。

另外，放疗后最怕感冒，因为感冒会增加放射性肺炎的发生概率，或者加重放射性肺炎的病情。放疗严重的并发症，特别是放化疗同步治疗时，一个是放射性肺炎，另外一个就是放射性心脏损伤。

放射性肺炎一般在放疗过程中就有可能发生。当然现在新的放射治疗技术不断发展，放射性肺炎的发生概率越来越低，但仍然有5%~10%，只是轻重不同而已。放射性心脏损伤往往不是即时发生的，是放疗以后半年、一年甚至更长时间，慢慢地发生冠状动脉的损伤、心肌小血管的损伤或者心肌内壁的损伤等。

这两种放疗的并发症是比较可怕的，但是严格来说，我们都能通过 CT、MR 和 PET/CT 的精准定位，以及新的放疗技术，对靶区进行高剂量放疗，而靶区周围的敏感组织受损很小，进而相对较好地规避放射性损伤的发生。

> 菠萝：质子治疗是很新的一种治疗方法，您能介绍一下它吗？以及它为什么这么贵？

于教授：从质子的防护到产生质子，都很贵。一个质子中心，需要投资 30 亿元，因为它不是民建项目，而是相当于一个核电项目，防护要求非常严格，4.5 米的钢筋混凝土，一个质子中心仅质子区的钢筋就是 5000 吨，造价非常高。另外，质子是有质量的，要反复循环把质量加速推出来，造价是比较大的。

质子治疗很贵，那它好在哪里？它有一个很好的物理效应，叫布拉格峰（Bragg peak）。我们能够控制布拉格峰的深度（距身体表面的距离），在这个深度射线很快就衰减到很小，甚至衰减到零。这样的话，我们控制它照射肿瘤，肿瘤后面的正常组织损伤马上就骤减，甚至减到零。就像导弹一样，定点爆破，只在肿瘤区域剂量比较大，而对肿瘤周围的正常组织损伤很小。

质子治疗当然非常好，但是肿瘤治疗失败并不都是局部失败，很多是远处转移。对远处转移，质子是没有办法的，质子治疗也要联合其他的全身系统性的治疗手段，比如化疗、靶向治疗、免疫治疗和内分泌治疗等。

> 菠萝：就是说，质子不是像某些宣传那样，是一个万能的神药。

于教授：绝对不是神药。虽然我们医院的质子治疗中心已经批了，但我一直说要客观、公正、公平地看待每一种治疗技术。

> 菠萝：那请您介绍一下，在您看来，哪些肿瘤是最适合质子治疗的？

于教授：我认为有这么几类：

一是针对儿童肿瘤，儿童要生长发育，所以保护儿童的正常组织比保护成人的重要得多，而且大多数儿童肿瘤都是适合质子治疗的。

二是发生在敏感器官上的成人肿瘤，比如脑瘤、脊髓的肿瘤，质子治疗都比传统的光子要好；因为它对肿瘤的控制率高，对肿瘤周围敏感组织的损伤小。还有就是复杂器官的肿瘤或者肿瘤非常复杂。举个例子说，胰腺的周围是小肠、肝脏这些器官，质子有特殊的物理剂量分布优势，对胰腺癌就很实用。

不过一般来说，我们传统治疗能够做到的，也不一定都要做质子治疗，要基于我们对患者做的个体化的、综合性的评价，否则就是过度消耗医疗资源。这是一个需要多学科介入的治疗方案。

> 菠萝：非常期待您那边能接受儿童肿瘤患者。因为中国虽然有几个地方开展质子治疗，但他们都不接受儿童肿瘤患者，很多孩子比较无助。下面一个问题，以前我们都认为质子治疗是局部治疗，但后来发现有所谓的"放疗远端效应"。什么是"放疗远端效应"，以及现在学界怎么看待它和免疫治疗的关系？

于教授：放疗和免疫治疗的联合，最早可以追溯到派杰医生（Doctor Paget），我们知道派杰病就是以他的名字命名的。当年他对肿瘤提出"土壤和种子"学说，现在看来是非常正确的。"土壤"，就是免疫微环境；"种子"，就是癌细胞。我们现在的化疗、放疗、靶向治疗都是对准肿瘤这个"种子"的，唯有免疫治疗是对准"土壤"的。所以将它与其他治疗手段结合，免疫治疗结合放疗、结合化疗、结合靶向治疗，都是有非常好的生物学基础的。

放疗加免疫治疗，有两大优势。第一个优势就是放疗远端效应。用射线照射肿瘤以后，肿瘤细胞凋亡，释放抗原，然后就会产生抗体，使淋巴结内的淋巴细胞分化成免疫杀伤 T 淋巴细胞。它们可以随着血液循环出来，引流到原发灶之外的转移灶，从而对转移灶起到抗肿瘤作用，这就是"远隔效应"，有人也翻译成"远端效应"。

第二个优势是放射免疫的记忆效应。这个部位原来放疗过，再用免疫疗法时，效果比没有接受过放疗的部位要好。国外的临床研究已经明确证实了这个远端效应和记忆效应。所以我认为，免疫治疗与其他治疗手段的联合，也就是"免疫 +X"，是未来肿瘤治疗非常有前景的趋势。

> **菠萝：**最近免疫治疗出来以后，感觉放疗又焕发了新的青春，用法变得更加复杂。

于教授：对于早期患者，放疗加免疫治疗是好上加好。对一些局部转移的肺癌，放化疗同步，再加上免疫治疗巩固，那就是锦上添花。对于 IV 期的寡转移，免疫治疗以后再进行放疗，或者先放疗再进行免疫治疗，效果非常好，我们叫"出奇制胜"。所以，免疫治疗同样需要抱团取暖，目的是提高疗效，克服耐药。

> **菠萝：**您刚才提到了"寡转移"这个概念，能解释一下吗？

于教授：1995 年的时候就有美国学者提到"寡转移"的概念，当时的标准是"转移 ≤ 3 个器官，≤ 5 个病灶"。"寡转移"是介于无转移和多发转移之间、具有潜在治愈可能或治疗价值的一类肿瘤。因为他们做过研究，3 个以下转移灶预后是非常好的，3~5 个也还可以，但超过 5 个以上转移灶就很难治疗了，预后就很差了。

目的是不能把"寡转移"患者看得跟晚期患者一样悲观，要更积极地治疗。美国 MD 安德森癌症中心则把"寡转移"的标准定为"≤ 3 个病灶"。所以，寡转移患者是免疫治疗加放疗、免疫治疗加化疗、免疫治疗加靶向治疗的首选人群，因为这些患者是有潜在的治愈可能的，不能轻易放弃他们。

> **菠萝：**那对于有多发转移灶的患者来说，是不是放疗比手术的优势更大呢？

于教授：对于多发转移的患者来说，手术已经失去了指征，不能说肝上有一个病灶就切了，肺上有一个病灶也切了。寡转移的患者，有很大概率在看不见的地方也有其他转移灶。所以对寡转移患者，我都是建议先全身治疗。如果患者没有骨转移的疼痛或者头痛等比较急的转移征象，我还是建议先做全身治疗，比如免疫治疗。肿瘤缩小以后，同时把远处那些看不见的小的卫星病灶杀死以后，再给他做局部放疗的巩固治疗，这是一个最佳选择。

> **菠萝**：刚才您还提到了一个很重要的概念，"姑息性放疗"，那放疗在这里意味着什么呢?

于教授：放疗有两种性质不同的方式。一种是根治性放疗；另一种就是姑息性放疗，目的就是延长患者的生存期，提高生存质量，前提是这些患者已经不可能治愈了，我们尽可能延长他们的生存时间，尽可能改善他们的生存质量。比如说，患者骨转移疼痛很厉害，我给他做放疗，可能第一次放疗后他就不疼了。也可能没有延长这些患者的生存时间，但他们的生存质量提高了，这也是达到了治疗目的。

这就要说到肿瘤疗效评判的三个标准。第一个是生存（survival）期，不管是无进展生存（progression-free survival，PFS）期还是总生存（overall survival，OS）期，生存期延长了，这是一个"金标准"。第二个是局部控制，虽然生存期没有延长，但是局部控制率升高了，也是一个"金标准"。第三个是生存质量（quality），虽然患者的生存时间没有延长，但是生存质量提高了，也是我们治疗的一个"金标准"。

> **菠萝**：我看您最近的一些采访，从 20 世纪 80 年代的"传统放疗"、90 年代的"精确放疗"、21 世纪 10 年代的"精准放疗"，到最近，您又提出"智慧放疗"，请您多解释一下吧。

于教授："传统放疗"在 80 年代是个两维概念，就是 X 线，很传统、很古老，疗效差，损伤大。2011 年我在教授答辩的时候，还用过一张图，患者肺癌没治好，却因为放射性肺炎死掉了。这是当时传统放疗的局限。

之后我们有了 CT、MRI，在三维的层面上进行放疗，我们称作"精确放疗"。就是我们可以在三维层面上、高分辨率的解剖层面上，更准确地画出靶区，更准确地投出射线。

"精准放疗"是在分子层面上，在三维层面上又增加了生物的维度，可以说四维。我们的放疗不光基于临床病理，还要基于分子生物学和基因，放疗效果就更好了。

2015 年奥巴马提出了精准医疗计划（precision medicine initiative，PMI）。"智慧医学"是指未来通过机器学习、深度学习，把几十个、几百个甚至几千个非常高级的医生智慧集合起来去做医疗计划。

把人工智能融合在里面，把影像医学、基因医学、人工智能都融合在一起，肯定是超过某个医生自己做的计划方案的，我们称之为"智慧医学"（intelligent medicine）。这是一个发展方向，但我还是认为它很难完全取代人，它做出来以后还需要人去验证。智慧医学可以取代那些传统的、简单的、重复的劳动，比如说影像诊断、病理诊断；而对于那些复杂的工作，它可以做人类的好助手、好参谋，但是没办法完全取代人类的工作。

> 菠萝：一位女士，双肺磨玻璃样结节，观察了多年，结节在慢慢增大，而且有家族病史，后来做了手术，比较大的、靠外周的结节都切除了，病理出来确实是早期肺癌。那她其他地方还有一些较小的结节，考虑用放疗进行根治可以吗？

于教授： 可以。肺的手术不能今年做了明年再做，我也碰到过这样的病例，左右肺都做了切除。像这种磨玻璃样结节，慢慢可能会发展成原位癌、早期浸润癌，应该跟立体定向放疗结合起来。一开始，看得见的、比较大的病灶用微创手术切掉，之后我强烈建议立即辅以放疗；更重要的是要密切观察、跟踪这些结节的情况。如果肿瘤增长缓慢，患者年龄又偏大，那我建议观察的时间可以更长一点。

> 菠萝：这位患者是鼻咽癌，转移到右肺胸骨，现在肺上有多发结节，但是都不大，以前是零点几厘米，现在是一点几厘米。他现在已经做不了化疗，想做精准放疗，但他不知道应该去胸部放疗科还是头颈放疗科？他没提到是否复发，只说转移到了胸骨和肺部。

于教授： 我建议他做一个鼻咽镜看看鼻咽怎么样，如果鼻咽没有问题，就只是肺上的结节的话，不能做化疗，或者对化疗药物耐药，找不到好的可用的化疗药物了，我非常推荐"免疫加放疗"。肺上有多个结节，可以选 2~3 个大一点的结节做立体定向放疗，同时进行免疫治疗。我们把荷兰的医学中心和美国 MD 安德森癌症中心的数据合并分析以后发现，这样的治疗效果是非常好的。而且鼻咽癌是免疫治疗的"热"肿瘤，治疗效果是很好的。我强烈建议这样试一下，如果可能的话，他可以带着片子来山东找我们看一看。

> **菠萝**：您刚才提到的在建的质子中心，什么时候能向老百姓开放呢？

于教授：大家都很关注的这个质子中心是由山东省和济南市政府一起投资的，完全划归山东省肿瘤医院管理，这是政府对我们的高度信任。我们的质子中心已经在 2020 年 4 月 1 日正式启用，首批开放 7 个肿瘤治疗病区满负荷运转。质子中心核心设备质子放射治疗系统目前正在安装调试中，希望 2022 年开始治疗第一例患者。

> **菠萝**：大家都很关注的另一个问题，质子治疗的费用是多少呢？

于教授：费用的问题我们早就考虑过了，希望医保能报销 2/3 或者 1/2，然后患者自己掏 1/3 或者 1/2，或者患者自己买商业保险，最终控制在现价的 2/3 或者 1/2 左右。

> 菠萝: 这个做好了以后有可能多方共赢。虽然我们不用神话质子治疗,但是让更多的人用得起,还是很重要的,尤其您提到的儿童肿瘤患者。这里有一位患者,2017 年查出肺癌,晚期已经转移了,因为没有突变不能做靶向治疗,所以只进行了化疗;2019 年 11 月发现脑转移,做了全脑的放疗,因为左右脑都有转移灶;现在放疗了 30 次以后,身体很虚弱,皮肤过敏严重。目前左脑转移灶从三点几厘米缩小到了两厘米,但是没有消失。对于这种情况,您有什么建议呢?

于教授: 第一,我建议他去做一个二代基因测序 (next-generation sequencing,NGS),如果没有 *ERGF*、*ALK* 这种驱动基因突变的话,看有没有罕见基因突变。第二个建议是看一下免疫指标—PD-L1 的表达和 TMB[①] 的情况,如果适合免疫治疗的话,我觉得试试挺好的。他脑内的病灶从三点多厘米缩小到了两厘米,说明放疗之后肿瘤是慢慢缩小的,如果没什么症状的话,可以定期观察。如果可以用一些营养神经和血管的药物,对放疗副作用的改善还是有效的。

> 菠萝: 最后我想问一个问题,因为您是全国的人大代表,我想知道您现在最关注的民生问题是什么?

于教授: 我一直在提"大病致贫"和"大病返贫"的问题。我

---

① TMB: tumor mutational burden,肿瘤突变负荷。

差不多当了 20 年的人大代表，一直在呼吁解决这个问题。我很高兴地看到我们国家确确实实在这个方面做了很多工作。同时我也在呼吁，医疗保险、商业保险应该尽快完善起来。光靠政府是不可能完全覆盖这些大病的费用的。当然，不只中国，美国、欧洲的发达国家和地区以及发展中国家都没有真正解决这个问题。

肺癌基因检测与精准治疗怎么做?

与王洁教授[1]对话

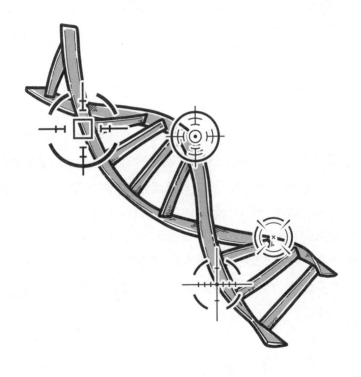

---

[1] 中国医科院肿瘤医院肿瘤内科主任。

> " 菠萝：我们知道，并不是所有肺癌患者都需要做基因检测。请问什么样的患者应该做基因检测？哪些是必须做，哪些是推荐做，哪些是不需要做？
>
> "

王教授：肺癌可以分为小细胞肺癌和非小细胞肺癌，非小细胞癌又分为腺癌、鳞癌、腺鳞癌和大细胞癌，其中腺癌占主导地位，其次是鳞癌，而小细胞肺癌占比不到 15%。

目前对肺腺癌研究的比较多，发病机制较为清楚，导致肺腺癌突变的驱动基因突变 70%~80% 已经找到。在亚洲人群里面，最常见的是 *EGFR* 突变，其次是 *ALK*、*ROS1*、*KRAS* 等突变。肺腺癌的国内外治疗指南里面都强调了要做基因检测。

对肺鳞癌来说，如果是活检小标本，不吸烟女性的肺鳞癌指南主张做基因检测，如果是吸烟的男性鳞癌，则指南不推荐做基因检测。

这是针对靶向药物而言。基因检测对免疫治疗也有一定价值。除了做 PD-L1 检测外，还可以做基因检测来判断 TMB。虽然现在还没有很强的证据，但对多线治疗（比如靶向治疗或者化疗）失败以后，考虑免疫治疗时可以检测。这时基因检测不是为了找一个特定的靶点指导靶向治疗，而是去计算肿瘤的突变负荷。突变负荷高的患者可以推荐做免疫治疗。

> " 菠萝：小细胞肺癌要检测吗？
>
> "

王教授：小细胞肺癌的靶向治疗研究，迄今为止是屡战屡败。

做了很多药物研究,但是少有成功。从靶向治疗的层面来看,小细胞肺癌跟腺癌的思路是不一样的,基因背景更为复杂,但是小细胞肺癌的免疫治疗尤其是一线 PD-L1 抑制剂的几个药物和化疗联合,与常规的标准化疗方案相比,中位生存期提高了 2 个月。虽仍不尽如人意但还是往前迈了一步。

有时候一些医生会为这类患者做基因检测,主要是想从研究或者探索的角度看看 TMB 是高是低,有可能会帮助我们在对做免疫治疗举棋不定的时候,做一些决策,但是目前还没有强有力的循证医学数据支持。

> **菠萝:要测多少基因才能测出突变负荷?**

王教授:肿瘤突变负荷,理论上需要做全外显子组测序,再去计算突变负荷,但是在临床实践中实现有困难,因此目前常用多基因的检测套餐(Panel)替代。国际上获批的是 Foundation One 和 MSK 的两个检测套餐,有 300~400 个基因,国内也有获批。我们去年也有相关的探索性研究发表。建议大家选择已获批的检测套餐进行检测。

> **菠萝:对于早期患者,需要做基因检测吗?**

王教授:这个问题存在争议,对有基因突变的早期患者的术后辅助治疗，国际上曾经有一些研究，但均告失败，可能与当时研究设计时没有对入组患者进行前瞻性基因筛选有关。

国内有两项辅助治疗研究，一项是广东省人民医院吴一龙教授针对 IB 到 IIIa 期患者的 III 期随机对照研究，另一项是天津医科大学肿瘤医院王长利教授针对 IIIa 期患者辅助靶向治疗的 II 期研究，比较 *EGFR* 突变患者术后靶向治疗和化疗的疗效。这两项研究都是阳性结果。吴教授的研究中，通过亚组分析，发现与化疗相比，真正明显从靶向治疗中受益的是 IIIa 期的患者，无病生存时间延长了 10 个月左右，王教授的研究亦获得相似结果。所以对于 *EGFR* 突变的 IIIa 期患者，可以考虑使用靶向药物做术后辅助治疗。

那 I~II 期患者还需要做基因检测么？对此尚有争议。有专家认为辅助靶向治疗是一种新的选择，如果不做检测，患者会有心理障碍，觉得失去选择机会；如果做了检测，临床判断不需要做辅助靶向治疗，对患者亦无影响。所以今年更新的 CSCO[①] 指南仍推荐术后患者做基因检测。

> **菠萝**：I 期和 II 期患者手术后如果真的检测出基因突变，要不要做靶向治疗？

王教授：I 期患者不主张使用，除非患者有脉管癌栓、肺泡腔内扩散、病理类型差等高危因素可能需要做术后辅助治疗。

对于 II 期患者，临床研究中，化疗和靶向治疗的疗效打了个平手。患者应用靶向治疗或化疗的无病生存期没有明显差异，两者均

---

① CSCO：Chinese Society of Chinical Oncology，中国临床肿瘤学会。

可选择。

> 菠萝：如果化疗和靶向治疗的效果类似，而患者经济能够负担，那肯定应该选副作用小的靶向药物吧？

王教授：不一定。目前靶向治疗需要 2 年时间，某些副作用比如皮疹、腹泻可能会反复出现，因此这一过程对某些患者并不轻松。而辅助化疗 4 个周期，只需要 3 个月就完成治疗。像培美曲塞这样的化疗药物副作用小，不掉头发，骨髓抑制也比较轻微。因此医生选择化疗的也会比较多。

国际专家的观点，对于 II-IIIa 期术后辅助治疗到底要不要推荐靶向治疗，哪些应该推荐，还需要更多临床研究数据来确认。在临床实践中，如果手术后是多个淋巴结阳性的，驱动基因阳性的患者，还是倾向于做靶向治疗。

> 菠萝：市面上肺癌基因检测有很多不同种类，有的只测 ALK 和 EGFR 等几个基因，有的测 100 多个基因，也有测 300~400 个基因，您在临床治疗时如何选择？

王教授：这是一个发展的过程。一开始只知道 EGFR，后来发现 KRAS 有可能是个负性调控基因，又发现了 ALK 融合，到现在已经弄清楚肺腺癌 70%~80% 的驱动基因，并且对这些驱动基因绝大多数是有药物可用的。对晚期患者而言，活检样本非常有限，只做一个或几个基因的检测就会浪费时间和样本，应该直接选择做多个基因的检测套餐。

从临床选药的层面，给患者做决策时，会优先考虑这些检测所包含的基因应有相应的、成熟的药物可用。因为还有 20%~30% 的突变基因没有搞明白。如果患者有可能做免疫治疗，就需要选择比较大一点的套餐，检查更多基因，计算突变负荷，同时亦要检测 PD-L1 表达。这时候会和患者商量决定。

> 菠萝：选择测多少基因的时候会考虑经济因素吗？

王教授：目前在选择检测套餐以助方案制订时，需要考虑几个因素，首先要考虑患者的状态和经济承受能力，其次所包含的基因应该有成熟的靶向药物，最后对前期已用靶向药物的患者，所检测的基因套餐还应包含所有可能的耐药机制。未来，当检测成本降下来，检测更多基因也不会增加太多成本的时候，肯定是大的套餐更有帮助。

> 菠萝：同意，站在纯科研的角度上，肯定是测的基因多，信息会比较全，时间上也更节约，尤其万一是罕见的基因突变，随着药物选择的增加，还是有很多机会的。

王教授：是的。至少现在有效的十几个靶向药物所针对的靶基因应该同时检测。

> **菠萝：** 患者复发后，有时会拿以前的检测报告来咨询，这时候一定再做一次活检取样，重新检测吗？

王教授： 如果这个检测已经做了一段时间，但是疾病并没有进展，那还是可以指导治疗的。

但如果疾病进展了，就意味着耐药，意味着出现了新的耐药基因，这个时候再用疾病进展之前的基因检测来指导治疗就不准确了。需要再做一次检测，无论是组织还是液体活检，实时反映当时状态，才能给医生提供证据来做方案的修正。

这就是个性化治疗中提到的全程化管理。10年前大家还不认可，认为做一次检测就可以指导全程；随着对肿瘤的逐渐深入认识，尤其是肿瘤的异质性，让我们知道肿瘤可以不断进化和演变。随着治疗不断的筛选，敏感的癌细胞克隆被抑制掉，原来数量很少的耐药肿瘤细胞克隆就会出现，临床上就表现为耐药，这时就要跟进实时检测，有助于调整好的方案。

> **菠萝：** 很多人特别怕穿刺，害怕会引起转移或刺激肿瘤，以您丰富的临床经验来看，穿刺到底有多大的风险？

王教授： 要不要做穿刺活检是因人而异的。对于非常早期的患者，比如说磨玻璃样结节，6~8mm 以上，影像提示可能是早期肺癌，就不需要做穿刺，直接手术；而对已有肺门或纵隔淋巴结增大，可能有转移的患者，建议做活检确诊。

对于中晚期或晚期患者，已有肺内或远处血行转移，肯定要穿刺活检明确诊断，然后根据病理类型来决定后面要不要做基因检测，来决策治疗方案。

　　肺癌目前几种常见的穿刺方法：中央型肺癌是通过气管镜获取肿瘤组织；周围型肺癌是在 CT 导引下取样，胸膜下病变可在 B 超引导下取样。对于颈部淋巴结转移或皮下软组织转移、肝脏转移也有可能取活检；脑膜转移通过脑脊液检查，另外还有胸水检查，这些检测方法已经千锤百炼，很成熟了。

　　当然，任何有创检查均存在一定的风险，如有 0.1%~0.2% 的可能，老年人穿刺会出现气胸、出血等情况，或沿着穿刺部位的种植，但这种风险发生的概率小，是可控的。尤其是晚期的患者，穿刺活检对治疗决策是很重要的，利大于弊。当然还有个风险就是非常小的小结节有可能活检失败，这就要靠手术了。

> **菠萝**：目前国内对于基因检测的管理还不够完善，大家应该怎么选择呢？

　　王教授：现在确实有些乱象丛生，国内有几家公司值得信赖，在质控与检测平台标准化和优化方面都做了很多工作，我们的临床研究数据也是靠这些公司来提供的。建议大家选择比较大的品牌，更为可靠。

> **菠萝**：液体活检最近很热门，请您给大家讲讲，它到底是个什么概念？

　　王教授：液体活检就是除组织活检以外，通过微创或者无创的方法获得血液、尿液、痰液标本，对其进行基因分析。

第一种液体活检也是目前研究最多的，就是血液循环DNA（ctDNA）。肿瘤细胞破碎以后会释放一些DNA到血液里去，分离提取这些ctDNA可以做基因分析，有可能代表整个肿瘤的特性。

检测ctDNA，是目前液体活检中比较成熟的，很多指南里都有写入。它的优势有三点：

第一是可及性，血液容易获取。

第二是客服活检局限性，对于多脏器多部位转移的晚期肺癌患者，仅取一个部位的肿瘤组织，肿瘤存在异质性往往难以完整反映整个肿瘤的全貌，但是ctDNA可以来自不同原发和不同转移部位肿瘤，无论是哪个部位，肿瘤细胞坏死都会释放到血液里去。这样从某种意义上来说克服了活检的局限性，更能够反映肿瘤的全貌。

第三就是它的实时性，可以实现动态监测，一旦疾病进展，重复组织活检不易获取，这个时候血液检查就非常重要了。

但是ctDNA液体检测最大的局限，就是敏感性还没有达到理想的状态。目前最好的敏感性是50%~70%。换句话说，至少30%的患者可能是假阴性（有突变，但没有检测出来）。但是它的检测特异性比较高，在90%~95%，意味着它假阳性率很低。也就是说，一旦检测出来是阳性，基本就可以确认；但是结果是阴性，并不意味真的是阴性。

在目前临床中，如果有可能，还是尽量使用组织标本；如果取不到组织标本，可以考虑血液检测作为补充。液体活检如果要完全替代组织活检，还需要更多数据支撑。

第二种液体活检是使用循环肿瘤细胞（circulating tumor cells,

CTC），是通过特定的方法把血液中的肿瘤细胞分选出来，再做进一步的分析。CTC 目前因为分选技术的局限，在临床应用上还没有特别好的进展。以肺腺癌为例，做一次最多拿到三四个瘤细胞，因为肿瘤异质性的问题，也很难反映整个肿瘤组织的情况。所以和 ctDNA 相比，CTC 面临的挑战更加严峻，应用受到限制。

第三种液体活检是检测一种叫外泌体的物质，它可以用来做基因分析甚至 PD-L1 表达等，目前还在研究阶段，临床应用还需要更多研究。

> 菠萝：很多肺癌患者非常担心复发。现在有研究，每过几个月进行一次液体活检，是不是有可能比影像检测更早地发现复发灶？

王教授：现在的患者，在对疾病的了解、认识和关注度方面，总体比起 10 年前已经有很大进步。临床上经常有患者问我："我目前还没有进展，但是我需不需要去做液体活检。"这些想法可能就是源自菠萝老师和很多专家们的科普。

现在国内外有这样的研究，讲的是未雨绸缪而不是亡羊补牢。

现在我们有这么多的治疗方法，EGFR 靶向药就有三代，很快会有四代。那液体活检结合二代测序，未来还有单分子测序，是否可能提前预知耐药的出现，不等它临床进展、症状加重，而是提前做干预？这样患者是不是能得到更长的生存时间？

从理论上讲是这样，国际国内的专家也在开展一些不同的干预时间节点的临床研究。但是迄今为止没有一个很好的结果报告。所以我们都在期待。

如果患者有需求，经济条件可以承担的情况下，可不可以提前去试试？我觉得是可以的，最好可以纳入研究中去。但是现在尚未作为常规方法推荐，因为毕竟没有数据。

> 菠萝：我经常被问到的一个问题是，患者报告上明明写有基因突变，为什么医生说没有药可以用？

王教授：关键是有的突变没有好的对应药物。比如说，*TP53* 是个非常普遍存在的肿瘤抑制基因。其突变就会促进肿瘤的发生。但是针对这个基因，现在没有一个成熟的相应药物，医生只能是束手无策。

还有一部分患者，确实是有基因改变，但是全世界都不知道这个改变意味着什么，更无从谈起药物治疗的问题。遇到这种情况，医生也只能是望洋兴叹。

所以我们看基因检测报告，一定是看有药物的靶基因，才能选择相应靶向治疗。否则的话我们还是要选择传统的治疗，包括化疗、化疗与免疫治疗结合或者化疗与抗血管药物的联合，这些都是可以选择的治疗策略。

> 菠萝：为什么有的患者明明基因突变阳性，测出了 *EGFR*、*ALK* 这样的突变靶点，但是用靶向药物效果不好，一般来说有哪些可能性？

王教授：这是一个普遍而且很学术的问题。从临床研究上来看，

应用靶向药物的 *EGFR* 突变的患者中依然有 20%~30% 的人治疗效果并不好。这部分患者的无进展生存期大约是 6 个月，与采用化疗效果差不多，甚至比化疗更低。现在认为这部分患者有驱动基因，但是治疗效果不好，是因为肿瘤异质性的问题。

前面我们也谈到了，肿瘤不是铁板一块。可能检测到的是 *EGFR* 突变，但还有别的突变存在。多种基因的存在，单纯用一个靶向药做治疗效果就不好。这提示我们要么联合一些抗血管的药物，要么联合化疗药物，要么就把多个靶点的药物集合，看哪个是主导的。以频率高的为主，再加上另外的药物。一旦检测出来 *EGFR* 突变阳性，但是疗效不好时，一定要具体问题具体分析。在这个基础上再调整方案，而不能一条道走到黑。

> **菠萝：**说到肿瘤的异质性，基因检测里有一个数字是丰度，这是什么意思？这个高低需要大家关注吗？

王教授：如果是针对组织标本的话，丰度代表的是含量——即基因变异在整个组织里面占的比例。组织里的丰度很有意义。我们团队和国际上其他的团队都有研究，如果组织样品中某个基因突变的丰度高，那就意味着它的异质性相对小一点，治疗效果往往就会更好。

但这在血液 ctDNA 的检测里不适用。有时候丰度很低并不代表它真的很低。因为我们对 ctDNA 从释放至血液、血液中的分布以及清除的整个过程不是很清楚。很多研究里，组织里的 *EGFR* 突变丰度高，比如 20%~30%，但是血液里只有 1%，所以液体活检里丰度并不能反映肿瘤里真正的丰度，临床意义有限，不用特别介意。

> 菠萝：最后咱们回答几个比较有代表性的患者／读者问题。老人 80 多岁，因为咳血去检查发现肺部有阴影。医生倾向是肿瘤但是不能排除是别的炎症或者肺结核，请问现在靠基因检测或者液体活检是否可以区分不同的阴影？

王教授：刚刚谈到 80 多岁患者，痰中有血，首先重要的是做痰液的细胞学检查，最好是把带血的痰液收集起来去做检测。如果 80 多岁老人，周围型肺癌，肺基础情况差，如伴有严重的肺气肿、肺大泡，那肺穿刺活检有风险，就可做外周血基因检测。若基因突变阳性，对治疗就会有帮助。当然还要做一个全面的分期检查，看看其他部位，如肝、脑、骨等脏器是否有转移。

> 菠萝：有患者复查时发现肿瘤进展了。以前基因检测是 *EGFR* 基因 19 号外显子缺失，再次检测没有发现新的突变。这时应该直接换三代药物，还是加上别的疗法做联合治疗？

王教授：我不知道他做的基因检测套餐有多大，有没有 *T790M* 或者 *cMET* 等耐药基因的改变。如果检测套餐足够大，但没有出现明确耐药突变的话，可以考虑换二代靶向药，因为二代药物是一个更广谱的抑制剂。在既往的研究里，如果没有检测到 *T790M* 耐药突变的时候，对这种患者用二代的药物，其中位无进展生存期大概是 3 个月。所以至少还有 3 个月的时间喘口气，再去做其他的检查。

至于要不要换三代药物，取决于是哪个部位的进展。如果颅内进展了，因为三代药物入脑相对好一点，即使没有检测到 T790M 耐药突变，换三代药物是可以的。如果出现肝脏或者骨等多脏器转移，肿瘤负荷大，同时身体状态好，还可以联合化疗。因此临床实践中一定要个性化地诊治。

> **菠萝**：体内发现多发结节，取了其中一个，发现是 IA 期，基因检测发现 EGFR 突变。是不是默认其他结节也是这种突变？还是说它们都是独立的？

王教授：不一定。现在发现多发的小结节越来越多。有报道过一位患者两肺的结节，采取分期手术，分别取出几个结节，每个结节基因检测不尽相同。因为多发结节可能是多中心起源的肿瘤，而不是转移，基因表现完全可以不一样。这可以帮助我们鉴别癌性结节是转移还是多中心起源。

> **菠萝**：从某个角度你其实希望它们是不一样的，如果是一样的话，说明转移的概率会大。

王教授：是的。还要结合影像检查。

> **菠萝**：针对 *EGFR*18 号和 *EGFR*20 号外显子突变有没有什么好的药物或者值得期待的药物？

王教授：针对这两个突变位点也有一些药物，尤其某些 18 号外显子突变，使用二代靶向药，也就是泛 *EGFR* 抑制剂，中位无进展生存期 7~8 个月。比较难治的就是 *EGFR* 20 插入突变，一代、二代、三代药物效果都不太好。值得庆幸的是，有像波齐替尼（Poziotinib）或其他类似药物的临床研究正在国内外开展，患者可以参加。

还有一个在乳腺癌里针对 *HER2* 突变的药物叫吡咯替尼，可能对肺癌 20 号外显子插入突变也是有效的。这两年和未来的靶向治疗研究重点也将聚焦于这些难治的、挑战性大的靶点方面，包括我们自己中心也有一个针对 20 号插入突变效果比较好的药物临床试验。

> **菠萝**：*EGFR*、*ALK*、*ROS1* 这 3 个突变，很多人都挺熟悉的。除此之外，还有哪几个基因突变是明确有靶向药物能治疗的？

王教授：*cMET* 突变，可以选择克唑替尼或一些新的 *cMET* 抑制剂。

RET 突变，有非选择性的 *RET* 抑制剂，比如卡博替尼；选择性的 *RET* 抑制剂就是 LOXO-292 等，这些药物目前国内外均有做研究。

肺癌里的 *HER2* 突变，可以选择二代药物阿法替尼或者是吡咯替尼等，有时候西妥昔单抗单克隆抗体联合化疗亦可尝试。

还有就是黑色素瘤里比较常见的 *BRAF* 突变，在肺癌亦有 *BRAF V600E* 的变异，对这个突变位点，可给予曲美替尼联合维罗非尼治疗。

　　KRAS 突变是全世界肿瘤研究者心中的痛。*KRAS* 突变的发现比 *EGFR* 突变还要早，40 多年一直没有有效药物。但是最近有一些消息。比如 AMG510 或曲美替尼加上多西他赛，对于 *KRAS G12C* 突变也展示了一定疗效。

　　目前我们对 70%~80% 肺腺癌驱动基因谱已经很清楚。并且相应的药物也越来越多，所以大家一定要有信心。鳞癌和小细胞肺癌我觉得调整研究思路走至正确道路后，也是指日可待；应在免疫治疗上做更多、更深入的探索，包括生物标志物、耐药等。还有抗体偶联药物亦值得期待。

> 　　菠萝：说起抗体偶联药物（antibody-drug conjugate，ADC），最近有一些突破，包括 HER2-ADC 在一些非小细胞肺癌上的效果也是挺好的。

王教授：好消息会很多的。

> 　　菠萝：现在就是好消息更新得太快，需要您来多给大家讲一些，让大家充满期待。我经常说即使现在的药没有办法把患者治愈，但是大家坚持坚持，也许明年、后年就有新的突破。

肺癌的靶向疗法有哪些?

与陆舜教授 [1] 对话

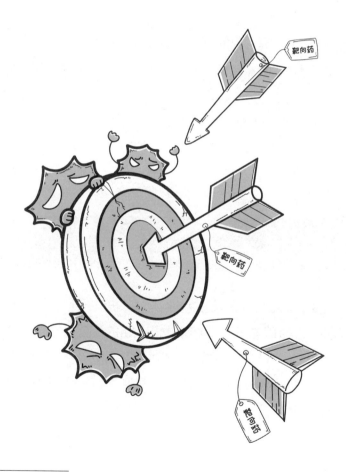

---

① 上海交通大学附属胸科医院肿瘤科主任。

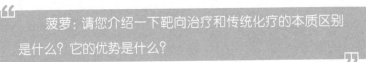

菠萝：请您介绍一下靶向治疗和传统化疗的本质区别是什么？它的优势是什么？

陆教授：靶向治疗一定有个靶，传统化疗主要是利用药物对癌细胞的毒性作用，靶向治疗是针对细胞稳定性的药物。举个例子，美国人在伊拉克战争当中使用过两种炸弹，一种是精确制导的导弹，打击伊拉克电视台，附近 20 米的平房都没有损坏；另一种是集束炸弹，炸下去方圆两公里地下 5 米全部炸毁。化疗就是集束炸弹，靶向治疗就是精准制导的导弹。

所以靶向治疗和化疗的本质区别：靶向治疗一定是针对肿瘤基因或表达某些特异性蛋白的肿瘤进行攻击；化疗是对体内 DNA 损伤系统进行攻击。

菠萝：患者在接触靶向治疗时发现，有些治疗需要基因检测，但有些并不需要，请您解释一下靶向药物的分类。

陆教授：2018 年国家卫健委制定的《新型抗肿瘤药物临床应用指导原则（2018 年版）》，特别指出仅使用抗血管生成类的药物不需要基因检测。因为对于抗血管生成类药物，目前从原理上只知道它作用于血管，但是没有对应标志物。其他类型的靶向治疗，都需要相应靶标的检测。

> 菠萝：在肺癌治疗方面，哪些患者适合用靶向药物，而且需要做基因检测，哪些患者不太适合用靶向药物？

陆教授： 目前国内外的共识是，小细胞肺癌没有靶向治疗，不需要检测。

对于鳞癌，国际指南不推荐做基因检测，因为它有药物可用的突变类型比较少。但是在东亚人群当中，无吸烟史的鳞癌患者存在一定比例的 *EGFR* 突变，有吸烟史的也有 4%~5% 的比例存在 *EGFR* 突变，建议做基因检测。

对于腺癌，所有国家和地区都强烈推荐做基因检测。我们主张中国的非小细胞肺癌患者尽可能接受基因检测。

> 菠萝：*EGFR* 突变目前有一代、二代、三代药物，每一代可选择的药物比较多，对患者来说，如何选择药物，是按照顺序用么？

陆教授： 针对 *EGFR* 突变的靶向药物，一代、二代药物主要针对敏感突变，二代 TKI 对含有罕见突变的患者有效，三代 TKI 除了对敏感突变以外，对使用一代、二代药物失败的 790 阳性突变患者也有效。

目前有研究证明，先用三代或二代药物，比先用一代药物的总生存时间要长。从科学性来讲主张先用三代药物。但是还要考虑药物可及性和费用问题。

> 　　菠萝：有些突变患者使用靶向药物效果很好，但可能
> 免疫治疗效果也很好，这样的患者可以考虑免疫治疗或者
> 靶向治疗联合免疫治疗吗？

　　陆教授：目前我们知道的是，突变患者首先选择免疫治疗并不能获益。如果先用靶向治疗，失败以后再采用免疫治疗，已经有小样本研究显示至少有一部分患者是获益的。

　　这方面有两个正在进行的大型随机对照国际研究Checkmate-722和KEYNOTE-789，我是KEYNOTE-789的国内研究负责人。这个研究是针对一代、二代TKI失败，没有T7900阳性的患者，或者用过三代药物失败之后，随机比较化疗和化疗+K药的疗效。

　　我还承担了一个国内创新药信迪利单抗的注册研究，比较化疗、化疗+PD-1、化疗+PD-1+抗血管生成药物的疗效，这个研究正在进行中，近两年能给出最终结论。

> 　　菠萝：所以如果有敏感突变的话，推荐大家先用靶向
> 治疗；如果出现耐药，未来有可能从免疫治疗获益。

　　陆教授：是的，有一部分人肯定能获益，我们首先要找到这部分人。

> **菠萝：** 目前国内企业也在做靶向药物的研发，您如何评价国产和进口靶向药物？

陆教授： 中国的靶向药物研究主要是小分子药物。和国外同类药物相比，疗效没有明显区别；还有一些比较研究正在顺利进行中。目前还有所谓"四代药物"，比如针对三代药物耐药的研究，针对比较难治的 *EGFR* 二次插入突变的药物研发。*EGFR* 突变在中国患者中非常常见，所以国内在这方面的小分子药物研究，相信很快可以与国际医药公司同台竞争。

> **菠萝：** 患者由于不同的原因可能会选择换药，不管是国产药换进口药，还是进口药换国产药，您一般怎么来看这个问题？

陆教授： 换药要有明确合理的理由。比如在使用一代药物时，一部分患者使用吉非替尼会导致肝功能损伤，而埃克替尼肝功能损伤的毒性比较低，确实存在患者换药。因此，在疗效相当时，同类药物替换的理由是基于毒性和是否耐受，无须对有效且能耐受的治疗药物进行替换。

> **菠萝**：如果说疫情期间买不到药，可以临时换同类药治疗一段时间吗？

陆教授：这个没有太大问题。只要是国家药监局批准的同类药就可以。粉剂（原料药）是不安全的，不建议使用。

> **菠萝**：如果使用靶向药物时副作用有点严重，可以减量吗？

陆教授：如果一个药物有不同的剂量或者剂型设置，就可以调整。但有些药物只有单一剂型，要减量是比较困难的。比如特罗凯有 100mg 和 150mg 两种剂型，那么 150mg 不能耐受就换 100mg。而吉非替尼只有 250mg，调整就比较困难。

> **菠萝**：有人说副作用越强说明疗效越好，所以有患者看到自己起了皮疹以后还挺高兴的。这种说法靠谱吗？

陆教授：早年对于这种说法有一些小样本的证据，后来发现科学性不足。临床上是不主张用毒性预测疗效的。确实有患者用了抗血管生成的药物会导致高血压，可能预示疗效好，但这不是一个很好的判断标准。

> 菠萝: 临床上会看到副作用比较轻, 但效果依然非常不错的靶向药物案例吗?

陆教授: 很多 *EGFR* 突变患者在接受靶向药物治疗时几乎没有毒性反应, 有人说自己没有起皮疹, 肯定是没效果, 其实不需要这样担心。

> 菠萝: 除了 *EGFR* 和 *ALK* 外, 还有哪些靶点的肺癌靶向药物值得大家了解和期待的?

陆教授: 近五年来, 这方面的研发有很大进步。研究证明, 中国患者中有 75%~80% 的腺癌患者可以找到相应的靶点, 接受相应的靶向治疗。另外 20% 的基因突变称为罕见突变。

中国已批准针对 *ROS-1* 突变的药物, 在腺癌患者中的比例占 1%~2%。

针对 *c-MET* 基因 14 号外显子突变的靶向药物沃利替尼, 在中国已经获批上市。另外, 针对 *RET* 突变的靶向药物也已经在中国上市。针对 *NTRK*、*NRG1* 等突变的靶向药物, 都有临床试验或者科学研究支持一些药物的应用。

总的来说, 肺癌除了 *EGFR* 和 *ALK* 常见位点外, 还有 *RET*、*c-MET* 等新靶点也有了相应药物, 还有一大批位点在发现当中。对 *EGFR* 来说, 原来有些位点（比如 *Exon20* 插入突变）没有药物的, 现在也在开发当中。

还有一个多年来找不到药的 *KRAS* 突变, 其 *G12C* 突变亚型的新药已经在美国上市, 中国这方面的研究进展也很快。

对于肺腺癌来说，希望未来在 80%~85% 患者中都可以找到相应的驱动基因，进行靶向治疗。

> **菠萝：使用靶向药物会出现耐药现象，对患者来说心态上该如何调整？**

陆教授：这是一个"道高一尺魔高一丈"的问题，化疗和免疫治疗都会有耐药现象，只是因为靶向治疗短期效果特别好，一旦产生耐药，患者从心理上不太容易接受。

我很欣赏一句话：If you want to beat cancer, you must think like cancer。我的理解是：癌症是你自己身上的一部分，你要消灭它以达到长生不老，而它也想长生不老的。这在哲学上面是一种悖论。

虽然对抗肿瘤最终会产生耐药，但如果一个药管 10 个月，10 个药就管 100 个月，我们的目标是把晚期肿瘤慢性病化。当通过服药使患者达到几十年生存期的时候，癌症就会像高血压、糖尿病成为慢性病。高血压和糖尿病也没有根治，患者并不惧怕，主要就是因为致命情况少。

我们不断研发药物，不断延长生存时间，患者就不会恐惧耐药了，因为耐药就可以换药。国家 2030 健康目标中提到的 5 年生存率是可以期待的。

> **菠萝：目前临床上有延缓耐药的方法吗？**

陆教授：根据肿瘤不同的基因特征，我们使用不同的方法。一个是通过联合治疗方案，化疗 + 靶向药或者化疗 + 靶向药 + 抗肿瘤血管的联合治疗。另一个是通过无创手段特别是血液检测，如果发现基因改变，可以通过干预和替换治疗及早切换治疗方案。总之，就是通过不断动态监测和联合治疗的方法，延缓耐药产生，延长总生存时间。

> 菠萝：您最近做了一个研究，用液体活检的办法来监控患者的治疗效果。在影像上还没有发现问题的时候，就提前考虑换药或者新的治疗方案。您能否介绍一下这方面的研究对患者的意义。

陆教授：ctDNA 的检测是无创的，而组织的活检有一定的难度和创伤性。血液的检测就是提供这种无创的动态的观察：比如在 *EGFR* 靶向药物耐药以后，测出来有 MET 扩增，就加上 MET 的抑制剂，继续用这个药，有 1/4 的患者能够得到很好的缓解，无进展生存期显著延长。因此，通过液体活检可以了解在靶向治疗过程中患者基因发生了哪些改变，有可能针对这种改变，进行换药或者加药的治疗，希望能延长患者的生存期和改善他们的生活质量。

> 菠萝：为什么有人耐药时间特别长，有人耐药时间特别短？

陆教授：这主要还是基因层面的原因。现在已经证明，如果是单一驱动基因突变的患者，针对这个靶点的靶向治疗效果会很好。

但很多患者伴随有其他基因的改变，特别是伴随 *TP53* 突变；有共存突变的患者，总的来说治疗效果差。

从克隆进化学讲，如果患者基因突变是主克隆改变的话，治疗效果会更好。如果是亚克隆改变，治疗的效果就会差一点。动态观察肿瘤的进化，将是对了解肿瘤生物学和提出治疗的一个很重要的理论基础。

> **菠萝**：有人在治疗的过程中，会考虑吃点中药。作为临床医生，您一般是怎么建议您的患者，尤其是在服用靶向药物的过程中。

陆教授：我的逻辑是，中西医结合需要很好的协同配合，患者要和医生讲清楚曾经或正在接受哪些治疗。中医分成所谓的攻和守，一种是攻毒，一种是扶正。我和我的中医搭档结合，当西医攻的时候，他就扶正；当西医不攻的时候，中医的攻毒也可以做，总体不能增加对患者的毒性。

我们也在做很多的研究，看到中西医的结合给患者带来很好的获益。我建议患者应该在中医医院里面接受正规治疗，有些患者相信民间的偏方，我不排除这种偏方的有效性，只是说需要更多的临床验证，特别是要验证它的科学性。

> **菠萝**：现在是否有证据证明靶向治疗加化疗比单独用靶向治疗更好？

陆教授：日本的 NEJ009 研究证明，吉非替尼联合化疗的治疗方案与吉非替尼的头对头的比较当中，联合治疗带来了总生存期的延长，这种联合效果也已经被印度的研究证明。但它带来的问题是：患者需要每三周到医院接受一次化疗，对患者可能不太方便，这是有利有弊的。

> **菠萝**：患者问，非小细胞肺癌，吃了半个月靶向药物，吃多久才能看到效果？什么时候应该去复查？

陆教授：靶向药物起效比较快，我的患者服药一个月就要做胸部 CT 来检测效果，90% 的患者服药一个月就可以起效。

> **菠萝**：这种检查一定要回到原来的医院，还是在当地医院就可以？

陆教授：第一次复查，最好是在经治医院，在同一个 CT 条件下进行比较更为可靠。如果在大医院已经接受了第一次治疗，最好复查时让医生看一下效果，确定效果后带着这个方案回家，之后可以在当地医院检查。

> **菠萝**：有人说他已经用过三代药物奥希替尼了，如果耐药能回到一代和二代药物吗？

陆教授：先用三代药物耐药，再回过来用一代、二代药物，有效的概率是万分之几。三代药物用了以后存在单纯的 *797S* 突变，这个时候回过来用吉非替尼是中度敏感，理论上是有效的，但一般不建议患者这样用，效果不太好。

> 菠萝：有没有一代药物加三代药物或者二代药物加三代药物，这种混合使用的方法？

陆教授：靶向药物交替使用的临床试验正在进行中。如果放一起吃毒性会大，特别是对肝脏不利。为了克服耐药，美国设计了一个研究方案：吃两个月的一代药物，再吃两个月的三代药物，因为耐药机制不同，希望通过这种方法延长无进展生存期。但研究尚在进行中，目前不建议这样使用。

> 菠萝：*EGFR* 的敏感突变一般是 19 号和 21 号，也有 18 号和 20 号，这方面最近有什么研究进展？

陆教授：18 号对现有 TKI 还是比较敏感的。20 号插入突变最近一两年有些进展，中国一些研发公司也在做。就目前来说 20 号插入突变尚没有一个标准治疗，但我相信一些药物已经看到了曙光。

> 菠萝：有人说一代靶向药物用得挺好的，要早点换三代药物，还是一定要用到肿瘤进展以后再说？

陆教授：如果一个药物有效，不建议去换药。但可以通过动态的基因检测观察，当出现了耐药时可以考虑换药。有效不换药是肿瘤内科的一个基本原则。

> 菠萝：ALK 二代靶向药物有不同的选择，有人正在用某个二代药物时，医生说可以换另一个二代药物。这和 EGFR 靶向药物不一样，区别在哪里？

陆教授：这是个很学术的问题。EGFR 突变可以称为"愚蠢的癌"，ALK 突变叫"聪明的癌"。EGFR 突变常见的是 T790，占 EGFR 耐药突变的 50%~60%，所以一代药物失败以后换用二代药物还是这个位点耐药，基本没效。但是 ALK 不一样，ALK 的突变类型很混杂。曾经有某个二代药物耐药了，换用另外一个二代药物有效的情况，而且这个概率不低，所以在 ALK 通路有可能交替使用同类药物。

ALK 三代药物已经在香港上市，叫劳拉替尼。如果劳拉替尼在内地上市的话选择会比较容易，因为劳拉替尼基本涵盖了一代药物和二代药物所有耐药的位点，所以未来二代药物失败再用另外一个二代药物的可能会比较少，但现实中这种运用有它的合理性。

> 菠萝：下面这个问题可能是大家比较关注，奥希替尼失败了以后怎么办？

陆教授：标准的治疗是化疗。但是奥希替尼失败以后，如果是 MET 的扩增，可以加上一个 MET 抑制剂（比如沃利替尼），这也是有临床试验的。当然还可以考虑免疫治疗。奥希替尼耐药后的治疗

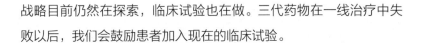

战略目前仍然在探索，临床试验也在做。三代药物在一线治疗中失败以后，我们会鼓励患者加入现在的临床试验。

> 菠萝：国产临床试验的三代药物也获批上市，在您看来它的疗效是否可以说和进口药物相当，大家可以根据自己的情况来选择？

陆教授： 现在国产三代 *EGFR* 靶向药物批准的适应证是 T790M 阳性，也就是在一代 *TKI* 靶向药物耐药以后，这类患者在中国比较多。比如我牵头的阿美替尼的研究获批是基于一个单臂的临床二期，疗效令人鼓舞，缓解率能达到 68.8%，无进展生存期超过了 12 个月。由于没有做跟三代奥希替尼的头对头的比较，只能从数值上讲，其效果是不劣于奥希替尼的，甚至可能还更好一点，但不能由此得出结论说这两个药物是等效的。

患者不一样，我们不能进行比较，只能说两个选择没有谁好谁坏。

> 菠萝：脑转移的患者用靶向药物的效果，一定比无转移的患者更差一些吗？

陆教授： 三代药物的透脑性已经很好，不管是奥希替尼还是阿美替尼。现在脑转移不是个主要问题，相对来说广泛骨转移的患者 *TKI* 靶向药物的效果可能略微差一点，所以对这部分患者还要加上局部放疗。

> 菠萝：您在临床上经常被问到的问题，在这里可以澄清一下。

陆教授： 很多人讲临床试验是把患者当成小白鼠，我想借这个机会解释一下。我们的临床试验是建立在科学的、伦理的基础上面，有严格的审评程序。首先要得到国家药监局的批准，还要得到伦理委员会的批准；在科学性上得到很好的保障，有很好的临床前的数据，甚至还有三期的临床数据。而且有数据表明，参加临床试验的患者最后的生存是优于不参加临床试验的患者。

肺癌不是一个容易治疗的病，我们要不断探索新的治疗手段，而这些手段必须通过严格设计的临床试验证明。只有通过临床试验证明的药物或者治疗手段才是真正有效的治疗手段。我们鼓励晚期肺癌患者积极地参加临床试验，这不单是惠及自身，也将惠及未来的肺癌患者。

抗击癌症是我们共同的目标，我们绝对不是把患者当作小白鼠对待。我们充分尊重患者的利益，患者的利益永远是我们最高的利益，这也是符合赫尔辛基宣言的。

> 菠萝：谢谢陆教授。癌症治疗的话，对照组通常不是安慰剂而是标准治疗。

陆教授： 只要有标准治疗方案，我们的对照组一定采用标准治疗方案。只有标准治疗方案都不确定的时候，我们才使用所谓的安慰剂的对照，用安慰剂一定是进行充分考虑的。

> **菠萝：**我记得有研究说，进入对照组用标准治疗都比一般做化疗更好，对患者的跟踪、关注都会更多一些。

陆教授：是的，进入临床试验以后，会有一套完整的随访、观察的指标，比一般临床实践的患者用同种的治疗效果会好一些。

> **菠萝：**很多的靶向药物都用在晚期患者身上。有些早期患者提到：我的结节取出来检测发现 *ALK* 突变，我要不要手术后再用些靶向药物？

陆教授：曾经有过术后吃靶向药物的临床试验。三期的 *EGFR* 突变患者手术后吃 TKI 靶向药物可以延长无进展生存期，但对总生存期的影响效果，我们在做进一步的随访数据，目前在全球来讲尚不成为标准治疗。对于 I 期、II 期患者，我们并没有看到靶向治疗给患者带来更好的获益，所以不推荐使用。

但这是研究的方向，我们一定会把靶向治疗往前移。我们很快要加入一个国际多中心的临床研究，承担 III 期的 *EGFR* 突变的患者在同步放化疗后服用奥希替尼，是不是能带来生存获益的注册临床研究。我们已经逐步的把靶向治疗往前移了，辅助的、新辅助的、巩固阶段的治疗的临床试验都在做。但这种早期的患者治疗效果比较好，需要更长时间的随访才能出结果。

> 菠萝：在中国，遇到肺癌很多都是外科医生先手术治疗。您能否介绍一下综合治疗，特别是新辅助治疗的理念？

陆教授： 新辅助治疗主要是针对 III 期患者。对这部分患者来讲，实际上分为三种，一种是肿瘤可切除，另一种是肿瘤不可切除，还有一种是肿瘤潜在可切除。

对肿瘤可切除的，还是主张外科手术。如果是肿瘤不可切除的，现在采用同步的放化疗。潜在肿瘤可切除的，可能需要一些诱导治疗，包括新辅助的化疗、新辅助的免疫治疗，把它变成可切除的。

肺癌免疫治疗怎么选?

与周彩存教授[1] 对话

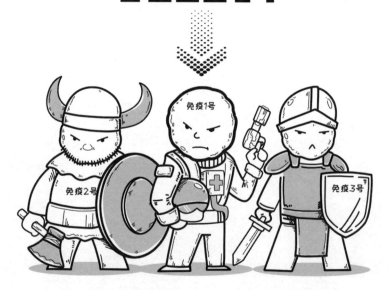

---

① 同济大学附属上海市肺科医院肿瘤科主任。

菠萝：请您介绍一下，什么是肺癌中的免疫治疗？

周教授： 免疫治疗就是用体内抗肿瘤的免疫机制来杀死肿瘤细胞，算是一种"绿色治疗"，跟化疗、靶向治疗不一样。免疫治疗是一个很大的概念，一类是细胞免疫治疗，比如树突状细胞（DC 细胞）、周边肿瘤浸润性淋巴细胞（tumor infiltrating lymphocytes，TIL）以及嵌合抗原受体 T 细胞（chimeric antigenReceptor T-cell immunotherapy，Car-T）都可以用于细胞免疫治疗。

另一类是免疫检查点抑制剂。研究发现 PD-1/PD-L1 和 CTL-4 信号传导通路在免疫逃逸中发挥了重要作用，我们就通过 PD-1/PD-L1 和 CTL-4 在免疫检查点的单克隆抗体，来阻断信号传导通路，给 T 细胞松绑，把它手脚放开，让它来杀死肿瘤细胞。目前临床上通常将免疫检查点抑制剂简称为免疫治疗。

菠萝：本质上就是激活患者本身的免疫系统。

周教授： 对。简单解释一下免疫治疗的原理，很多患者本身体质很好，为什么会得肺癌呢？说明癌细胞更加狡猾。淋巴细胞到肿瘤部位，想把癌细胞杀死，但是癌细胞表达的 PD-L1 配体跟淋巴细胞表达的 PD-1 受体一结合，淋巴细胞就缴械投降了，无法杀死癌细胞。免疫检查点抑制剂就是打断 PD-1 和 PD-L1 的结合，活化淋巴细胞，通过体内 CD8+T 淋巴细胞来消灭癌细胞。

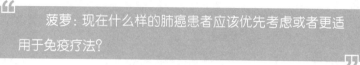

菠萝：现在什么样的肺癌患者应该优先考虑或者更适用于免疫疗法？

周教授： 大部分患者都可以使用免疫疗法。

对于晚期非小细胞肺癌患者，无论是腺癌还是鳞癌，如果 PD-L1 高表达（在癌细胞表达水平 ≥ 50%），且没有 *EGFR* 突变或者 *ALK* 融合基因，这是免疫治疗最大的受益群体。这样的晚期患者使用免疫治疗单药，疗效比化疗好很多，PFS 明显延长，OS 也明显改善，至少有 3 个临床研究相互验证这一点。这部分患者约占患者人群的 15%。KN024 III 期研究更新数据显示在接受帕博利珠单抗一线治疗的患者，5 年生存率为 31%，比先接受化疗组的 16% 有明显提高。

第二个群体是 PD-L1 低表达的患者（癌细胞上表达水平 1%~49%），这一类患者占肺癌人群 40%~50%。单用免疫治疗对这部分患者是不合适的，而"免疫 + 化疗"的联合治疗方法可以让他们受益；因此现在"免疫 + 化疗"已经成为这部分人群的标准治疗方案。而且我们建议，免疫治疗能早用就早用，放到后面用的话，疗效就会打折扣，至少下降一半以上。

对于 PDL-1 不表达的患者，现在有两种治疗策略。一种是贝伐单抗 + 化疗；另外一种是免疫治疗 + 化疗。现有数据告诉我们，这两种疗法都行，但是哪种更好还不知道。

免疫治疗在小细胞肺癌治疗上也取得了很好的疗效，比如化疗 + PD-L1 抑制剂阿替利珠单抗（泰圣奇），患者总体生存率有改善。

对于局部晚期非小细胞肺癌，同步放化疗一直是他们的标准治疗,近年来免疫巩固治疗使这部分患者总体生存期明显改善,中位生存期接近 4 年。

我们也有了早期患者的数据。新辅助免疫或新辅助免疫 + 化疗取得了较好的主要病理缓解率(major pathlogic response,MPR)和完全病理缓解率。甚至一些原来可能无法手术的患者,通过新辅助免疫治疗,免疫单药或者免疫加化疗,达到降期的目的,肿瘤能够手术切除了。通过手术,这些患者的疗效会得到明显的改善。

总的来说,免疫治疗在驱动基因阴性的患者中,无论早期、中期还是晚期,都有很好的数据。可以说,免疫治疗基本上改变了肺癌的总体治疗策略。

> **菠萝:** 对于发现肺结节的患者,或者是 IA 期做完手术的患者,接受免疫疗法效果如何呢?

周教授: 我很肯定地回答是,不要用。

第一,目前并没有数据证明用了会让早期患者受益。怎么使用?用多长时间?一年、两年还是五年?这些问题我们都不知道。

第二,早期肺癌患者,尤其是 IA 期的患者,手术之后治愈率都在 90% 以上,真正复发的患者很少。为了不到 10% 的复发可能性而让所有患者都用免疫疗法,效价比是非常低的。

所以,我很肯定地告诉大家,假如是小结节,尤其是磨玻璃影或者混合磨玻璃影,也就是很早期的肺癌患者,手术后不需要用 PD-1/PD-L1 抑制剂。用了可能不会对患者有帮助,甚至可能伤害更大。因为免疫治疗除了疗效好以外,它还有副作用,有的人副作用是相当大的。

> 菠萝：除非有数据证明有效，否则大家不要盲目地使用。免疫疗法不是吃保健品。

周教授：对，PD-1/PD-L1 抑制剂不是胸腺肽，也不是冬虫夏草。

> 菠萝：对于正在使用靶向药物的患者，有没有可能跟免疫疗法联合呢？有没有证据表明，在靶向药物耐药后，使用免疫疗法，患者能从中获益？

周教授：精准治疗模式是查到基因有改变就用靶向药物，不过现在美国有些诊所不查基因，所有患者都用"免疫 + 化疗"，也有一定疗效，副作用也不是很大。

但在我国，医疗资源还是比较紧张的情况下，患者既然找到靶点了，用靶向药物效果就非常好，效价比不错，从低成本高效益（cost effective）的角度来说，不推荐使用免疫治疗 + 化疗。

从疗效来讲，或许不抽烟患者的肺癌属于驱动基因阳性的肺癌，往往这种患者的突变负荷不是很高，很多肿瘤是"冷"肿瘤，用免疫治疗效果不如化疗，免疫治疗加化疗联合治疗，可能效果比单用化疗好，但是价格要贵不少。所以这类患者现阶段还是以靶向治疗为主。

靶向治疗失败，也不要选免疫单药，要用也要选择"免疫治疗 + 化疗"。现在有证据表明，贝伐珠单抗加上阿特珠单抗，PD-L1 单抗加化疗对 *ERGF* 和 *ALK* 阳性的患者疗效明显改善，患者存活期明显增长。

那靶向治疗和免疫治疗放在一起行不行？研究人员做了很多临床研究，比如泰沙加 PD-L1 单抗 Durvalumab，患者非但没有得到疗效的改善，反而出现了非常严重的间质性肺炎，很多患者不得不停药，甚至出现死亡。EGRF 突变的患者不能这么用，那 ALK 阳性的患者呢？用克唑替尼加免疫治疗行不行？也不行，一起用会加重肝脏毒性。

将来有希望能和免疫治疗一起用的靶向药物，可能就是抗血管生成药物，比如贝伐单抗，以及小分子药物阿帕替尼、安罗替尼，我们看到了希望，但有很多不良反应。所以靶向药物和免疫药物一起用，不良反应的管理尤为重要，必须在有经验的医生指导下应用，不能随意放在一起使用，否则会对患者造成更大伤害。

总结一下，如果患者存在 EGRF 突变或者 ALK 融合基因，那一定要先用靶向药物。靶向药物用完了，再考虑免疫治疗加化疗的联合使用。我强烈反对免疫单药治疗，免疫单药的疗效基本没有得到认可。

> 菠萝：以前大家对免疫治疗不太清楚，最近罗氏公司的多项临床研究都证明它是有前景的。像抗血管生成药物在多种癌症的治疗中都展现了效果，但是也像您说的，情况非常复杂，一定要在有经验的医生的指导下使用，因为"1+1"可能疗效大于 2，毒副作用也可能大于 2。

周教授：对，治疗首先要考虑患者的安全，我们所有的治疗策略都要在安全性的前提下进行。安全比疗效更重要，或者跟疗效一样重要。

> 菠萝：现在市面上有很多 PD-1、PD-L1 抑制剂上市，有国产的、有进口的，您建议患者在这些药物中如何进行选择呢？

周教授：现在 PD-1 抑制剂有 K 药、O 药，PD-L1 抑制剂有阿特珠单抗（Atezolizumab）和 Durvalumab 这 4 种进口药，国产的有恒瑞的卡瑞利珠单抗、君实的特瑞普利单抗、信达的信迪利单抗，还有百济公司的替雷利株单抗也在迎头赶上。每个 PD-1 抑制剂之间能不能互通，现阶段我们还没有更多的数据证明。

对于如何选择 PD-1 抑制剂和 PD-L1 抑制剂，大家要看证据，比如有明确适应证的，那说明患者应用这种药物是有指征的。建议选择的时候，根据国内法规部门批准免疫药物适应证和中国临床肿瘤协会非小细胞肺癌诊治指南以及免疫治疗专家的共识来选。这样选，既保护了医生，也保护了患者。

> 菠萝：现在在肺癌治疗上，K 药和 O 药是获批的，您提到的国产 4 种药物其实还没有在肺癌适应证上获批。实话实说，对于老百姓来说，价格还是有差距的，那是否意味着现在国产的药物都不能选呢？

周教授：K 药获批了肺癌的一线适应证，可以选择单药或者联合化疗，用于鳞癌或者腺癌；O 药获批的是肺癌的二线适应证，也就是说化疗失败以后用 O 药是可以的；阿斯利康获批的是局部晚期、同步放化疗后非小细胞肺癌患者的维持治疗适应证;罗氏的阿特珠单抗获批的是小细胞肺癌的一线适应证。这 4 个药的适应证人群和疾病分期都是不一样的,我们一定要跟着指南走。

国内的厂家都在做临床研究。2020 年在世界肺癌大会上报告了卡瑞利珠单抗加化疗药物(培美曲塞 / 卡铂)的数据,PFS 达到 11.3 个月,将近一年,比单做化疗的效果好了很多。它的适应证很快就要批了。信达、百济的研究都进展很快,今年至少有几个产品会批下来。

目前卡瑞利株单抗已获得一线晚期非小细胞肺癌的适应证,并进入了医保,价格明显下降,每个疗程低于 3000 元。经济困难的患者也用得起。

另外要提醒大家的一点,现在国内有 30 多个 PD-1、PD-L1 抑制剂产品在做临床研究,假如患者用不起药,那参加临床研究也挺好的,既为研究做了贡献,又减轻了经济负担。

> **菠萝:** 靶向治疗肯定会出现耐药,根据您的临床经验或者已知研究数据,免疫治疗有多高比例会出现耐药呢?

周教授: 免疫加化疗的中位生存期明显改善,延长半年甚至一年,但这并不是让全球专家都如此重视免疫研究的主要原因。免疫治疗最大的好处在于让一部分人活下来。以前晚期肺癌患者用化疗,生存期改善也就是几个月,但是用免疫治疗,能达到 16%~30% 的 5 年生存率,这是非常令人鼓舞的。更多的患者通过免疫治疗获得生存期的延长。

免疫治疗以后还会耐药，耐药以后怎么办？现在的标准治疗是以化疗为主，有很多化疗方案仍然是有效的。除了化疗以外，我们也根据患者病情进展的模型、进展的方式制订不同的治疗策略，有的患者可以加抗血管生成物药，有的患者可以加放疗，有的患者加其他药物，又获得很好的疗效。所以先用免疫治疗，大家不要害怕，至少有部分患者可以获得长期生存，即使耐药以后，也有办法继续治疗，疗效也不差。

我们正在努力研究免疫耐药后治疗策略。会有很多新药发明出来，很多临床研究正在进行，比如双抗、新的免疫治疗靶点抑制剂等很多新的药物。对于免疫治疗耐药以后怎么办，我想再过两年会有策略的。

> 菠萝：免疫治疗有个挺有意思的现象，它不像化疗或者靶向治疗，有些人接受治疗后肿瘤可能一直没有完全消失，达到完全缓解，但是他有可能在免疫治疗状态中实现长期的存活。

周教授：对，因为免疫功能动员起来了，所以实际是"带瘤生存"的状态。免疫治疗以后，剩下的病灶如果不长大，那患者可能能活很久。是否可以通过局部手术把它消灭了，或者再加放射治疗，这个方向的研究也比较多。

免疫治疗以后，做组织活检，会发现肿瘤细胞很少，剩下的主要是炎性反应，很多巨噬细胞、成纤维细胞、免疫细胞在里面，癌细胞都几乎找不到了。这就是免疫治疗让人向往、惊奇的地方。

> 菠萝：部分患者使用免疫治疗后，影像显示肿瘤增大，但并非药物失败，而是炎性反应（即假进展）。临床上假进展的肺癌患者比例有多高？应该如何鉴别假进展？

周教授：肺癌患者使用免疫治疗发生假进展的比例约 5%，这些患者免疫治疗后原发肿瘤增大或体内出现新病灶。假进展的病理机制是免疫反应引发的炎性反应，即大量免疫细胞到达肿瘤部位来消灭肿瘤，使得影像显示肿瘤增大。这部分患者与肿瘤真实进展患者的差异在于，虽然肿瘤增大，但患者体感（食欲、体力、精神状态）好转。

假进展和真进展的鉴别，是临床上的重要课题，鉴别依赖医生经验和辅助检测。如果增大肿瘤穿刺后的病理显示肿瘤内多为炎性细胞，则提示假进展。有条件的可以进行 ctDNA 检测，若肿瘤来源ctDNA 明显下降，也提示假进展。对于假进展的患者，一般建议继续免疫治疗，4 周后复查 CT，若 CT 显示肿瘤未增大且未出现新病灶，则可继续进行免疫治疗。

有个患者使用免疫治疗后高烧，CT 显示某些肿瘤增大、某些肿瘤缩小，一段时间后，肿瘤停止增大，3 个月后，肿瘤完全消退。这就是假进展的过程。肺癌患者使用免疫单药治疗，假进展的发生率约 5%，但现阶段免疫治疗 + 化疗的组合疗法更常见，出现假进展的比例在 2%~3%。

目前存在另外一种极端，某些医生在观察到使用免疫治疗的患者肿瘤增大后，未与患者就其身体和精神状态进行深入沟通，就得出假进展的结论。如果仅仅依赖影像来鉴别假进展，而不了解患者的身体状态，判断结果可能不准确。患者肿瘤增大后，若身体状态明显变差（乏力、疼痛等），则多为真进展。

> 菠萝：很多肺癌患者确诊时已为晚期，且发生了脑转移或骨转移。是否有临床研究对比免疫治疗在发生脑转移／骨转移和未发生脑转移／骨转移的肺癌患者中的疗效呢？

周教授：肺癌脑转移很常见，比例约 20%，最高可达 50%。目前的免疫药物（例如 PD-1、PD-L1 抑制剂）都是大分子，理论上，大分子无法突破血脑屏障到达脑部病灶。但是，免疫药物起效的关键不在于药物本身是否能够入脑，而在于是否能够解放 T 细胞，因为被免疫药物"松绑"后的 T 细胞可以透过血脑屏障到达脑部病灶。

已有临床数据显示，免疫治疗对脑转移瘤同样有效。最有名的例子是美国前总统卡特，他患黑色素瘤且发生了脑转移，使用 K 药治疗后，肿瘤完全消退，体内无法检测出癌细胞。最近耶鲁大学关于 K 药作为二线用药对脑转移瘤疗效的研究也显示，脑转移接受 K 药治疗的疗效与肺部病灶相同。脑部病灶和肺部病灶的应答率（即肿瘤缩小的概率）基本等同，为 18% 左右。因此，免疫治疗对于脑转移是有效的，至少与外周病灶差异不大。

肺癌骨转移接受免疫治疗，理论上来说应该有效，因为淋巴细胞可以到达骨髓消灭骨转移灶。但是根据我的临床经验，肺癌骨转移患者接受化疗＋免疫治疗，骨转移灶的疗效要比肺部病灶的疗效要差一些。

> 菠萝：是的，目前还没有针对肺癌骨转移使用免疫治疗疗效的大规模临床研究，但是您的经验和我得到的其他反馈是一致的。

周教授：无论骨转移还是脑转移，目前看重多学科合作诊疗。有时骨转移患者使用双磷酸盐、地诺单抗或接受局部放疗等，也可以将骨转移控制得较好。

> 菠萝：考虑到免疫治疗价格较高，患者应该如何平衡疗效收益和经济压力？如果患者接受免疫治疗效果很好（例如，未复发或肿瘤消退），免疫治疗应持续多长时间？

周教授：这个问题非常好，到目前为止没有一个标准答案。临床研究一般建议晚期患者接受免疫治疗的时间持续 2 年。如果晚期患者接受免疫治疗后效果很好，肿瘤消退达到完全缓解，免疫治疗是否一定需要持续 2 年，目前医学界仍有争议。有的医生认为，完全缓解后免疫治疗再持续 6 个月即可。

部分患者面临的情况是，接受免疫治疗几个月至 1 年后，因为经济原因不得不停药。对于这些患者，接受一段时间的免疫治疗相比于完全不接受免疫治疗，是能够获益的。因为如果免疫治疗后肿瘤得到缓解，缓解维持时间将很长。某些患者接受免疫治疗 3~4 次后肿瘤缩小，停药后，肿瘤维持不进展的时间超过 1 年。

一位参加我们临床研究的患者，接受 2 个周期的化疗 + 免疫治疗后,肿瘤明显缩小。第 3 周期治疗前,发现患者以前患有类风湿关节炎,被迫停止治疗。该患者停药 1 年半,肿瘤都未增大。也就是说,免疫治疗如果对患者有效,有效维持的时间很长,这是化疗无法比拟的。

总体而言,我们建议免疫治疗持续 2 年左右;对于达到完全缓解的患者,再持续用药 6 个月即可;对于局部晚期患者,用药 1 年即可。对于早期术后患者,辅助免疫治疗为 1 年,新辅助免疫治疗或免疫治疗 + 化疗,疗程也为 1 年。

对于部分经济条件优渥的患者,是否有必要将免疫治疗的时间延长至 3~5 年,目前无临床数据支持,但是需要考虑患者的体感和相关副作用。我个人建议,晚期患者接受免疫治疗持续 2 年即可。

> 菠萝:现在的临床治疗方案确实要定制化了,根据每个人的不同需求来做综合判断。

周教授:是的,在真实世界的临床治疗,不像临床试验的研究有指南、有标准,经济、交通、毒副作用等问题都要考虑,需要根据个体差异来调整,这也是医生目前不可替代的作用。

> 菠萝:是否可以谈一谈免疫治疗的禁忌证?

周教授:免疫治疗并不是所有人都适合,如果患者有自身免疫性疾病,例如,红斑狼疮、类风湿关节炎等,需要告知医生并进行检查，若自身免疫性疾病处于活动状态，一般不推荐免疫治疗，因为免疫治疗会使得自身免疫性疾病活化或加重。

患有肝炎的患者接受免疫治疗前，需与医生沟通，以便医生监测 DNA 复制数、使用抗肝炎病毒药物，从而保证治疗的安全性。这也提示医生一定要问清患者病史。

此外，某些患者视免疫治疗为"最后的救命稻草"，但实际上基础免疫功能状态较差的患者（体内没有足够的 T 细胞、DC 细胞），使用免疫治疗时，疗效也较差。这也是为什么我之前强调，经济条件允许的情况下，免疫治疗应尽量在身体状态较好的阶段就开始使用。

> 菠萝：接受免疫治疗，哪些副作用是患者或医生需要特别留意的？

周教授：免疫治疗的副作用是全身性的，常见副作用包括疲乏、皮疹、腹泻、内分泌紊乱、糖尿病、肾上腺皮质功能不全、肝炎、胰腺炎、肺炎、心脏毒性等。免疫治疗在中国开展时间较短，很多医生对它的不良反应认识不足。

对于医生来说，患者接受免疫治疗过程中出现任何无法用原发病解释的不良事件，一定要想到是免疫治疗引起的不良反应，并及时处理，不要错过关键的治疗时机；患者在接受免疫治疗过程中，应及时、充分地与医生沟通自己的不良反应。

需要提醒的是，免疫治疗的不良反应具有"滞后性"。化疗的不良反应多在接受治疗后 1~2 周内出现，靶向药的不良反应多在接受治疗后的 2~3 周内出现，但免疫治疗的不良反应可能延迟至治疗后的 3~4 个月，甚至 1 年后才出现。

菠萝：免疫治疗过程中，饮食方面是否有禁忌？是否有食物能够增强免疫治疗的疗效？

周教授：接受免疫治疗忌烟酒。饮食清淡为主，但营养需均衡合理，要保证蛋白质的摄入。无须特意吃冬虫夏草、海参等补品。西医没有"发物"的概念（鱼、鸡等无须忌口），而是更关注环境激素，黄鳝、甲鱼、泥鳅等很可能含环境激素的食物应尽量避免。

菠萝：您如何看待接受免疫治疗过程中服用中药？

周教授：患者服用中药，一定要告知医生。因为出现不良反应时，医生须排除中药影响的可能性，以免耽误治疗。患者理性选择正规的中医就诊，我是支持的，但我不希望患者盲目听信民间偏方，盲目服用中药可能造成肝损伤、白细胞下降等不良后果。

菠萝：还有哪些患者常问的临床问题，您希望补充的？

周教授：常有患者咨询是否应注射胸腺肽、服用冬虫夏草，来提升免疫治疗的疗效，目前临床上并无确切证据。

肺癌患者怎么吃？
与孙凌霞营养师 ① 对话

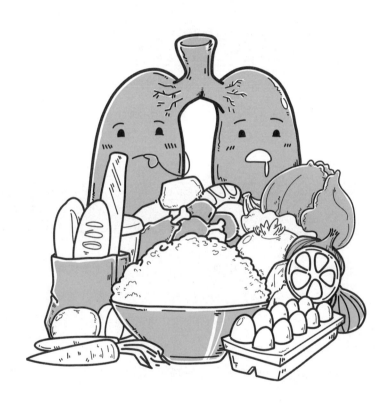

---

① 美国注册营养师，曾任美国哈佛大学儿童营养研究助理、美国约翰斯·霍普金斯医院临床营养师。

> **菠萝：肺癌患者的饮食建议和普通人有什么不同？**

孙凌霞： 肺癌患者和普通人在饮食方面有两大不同：

（1）消耗高，需要多吃，尤其是手术以后。肺癌患者在治疗期间，身体对热量的需要量比日常增加了 20%~30%，相当于得多吃大半顿饭；另外，蛋白质的需要量也是平时的 1.5~2 倍，也就是说患者需要刻意多吃肉、蛋、禽、鱼等富含蛋白质的食物。

（2）更要注意食品安全。疾病和治疗都会不同程度地造成免疫抑制，所以肺癌患者的免疫力比一般普通人弱，食物的选择、采购、制作、存储都要注意安全和卫生，否则感染风险就会增加。

> **菠萝：为什么晚期肺癌患者经常都很瘦？**

孙凌霞： 癌症是一个代谢性疾病，它使人体代谢异常，增加身体炎症，令人食欲不振，会加速体内蛋白质的分解，减慢蛋白质的合成，造成肌肉流失；还会加速脂肪的分解，减少脂肪的合成。肌肉和脂肪组织流失增加，合成减少，身体就会消瘦。

同时，癌症的治疗方式，尤其是化疗、放疗和手术，也不同程度地加速了蛋白质周转，致使蛋白质流失；而且放化疗的副作用会导致一系列消化道异常症状，如恶心、呕吐、腹泻、便秘、吸收不良等，影响患者进食获取营养，进而导致消瘦。

尤其是到了晚期，如果治疗前期一直不注意营养，任由体重下降，后期就会产生癌症恶液质，身体处于一个高炎症、高消耗的状态，人会快速变瘦变虚弱，这时就比较难逆转了。

所以，早期一定要关注饮食、关注体重，不能等到了晚期患者瘦得皮包骨了，治疗没法进行了，才想到给患者补充营养，增加体重。

> **菠萝：哪些东西肺癌患者不能吃？**

孙凌霞：一定不能吃的是食品安全风险高，也就是容易增加感染风险的食物，总结下来主要有三类：

（1）烹饪制作过程可能有风险的食物：例如生鱼片、生鸡蛋、半熟的鸡肉等；

（2）来源不明的食物：未经过巴氏杀菌的乳制品、果蔬汁，外卖沙拉，无照摊贩售卖的食物，饮料贩卖机的散装饮品；

（3）制作和存储过程容易带来风险的食物：超市加工过的水果拼盘、鲜切水果，外卖的熟食卤味，腌制的肉鱼等。

> **菠萝：肺癌手术前有特别注意的饮食吗？**

孙凌霞：手术对患者身体是一个挑战，术前的营养状态与术后康复息息相关。

对于肺癌患者，如果术前就已经营养不良，从优化手术治疗效果、降低术后并发症和加速康复的角度，如果手术是可以择期的，那么就先进行 1~2 周的营养干预，所谓"磨刀不误砍柴工"。

营养干预会根据患者的营养状况、胃口、即将进行的手术创伤程度来决定不同的干预方式，可能是鼓励多吃营养丰富的食物；选用适合的口服营养补充剂，例如特殊医学用途配方食品或者肠内营养液；如果口服营养不足的患者，就要及时使用肠内管饲营养来进行营养补给，确保在术前尽可能地矫正营养状况。

手术前 24 小时就要遵医嘱禁食禁饮，主要是为了防止误吸。因为手术的时候需要全身麻醉，如果肠胃里有东西就容易反流或者呕吐，身体被麻醉而无法关闭气管，就容易将呕吐物误吸到肺里，进而导致吸入性肺炎，危及生命。所以，一定不能在手术近前的时候随意吃喝。

那是不是提前几天就不能吃东西了呢？这也是不对的，饿的人心慌慌，血糖过低，患者会在手术过程中发生危险，也不利于术后康复。

所以，术前执行科学合理的禁食禁饮是很重要的。

> **菠萝：肺部手术后，吃什么能帮助患者恢复？**

孙凌霞： 无论是哪个部位的手术，对身体都是一种创伤。

手术伤口要愈合，离不开帮忙长伤口的原料，吃的好可以提供这些长伤口的原料。就像房子破了个洞，要补上的话需要些砖瓦泥浆等。那手术过后，哪些食物是可以补洞的砖瓦泥浆呢？修复伤口，离不开优质的蛋白质、维生素 C、维生素 A、锌等重要的营养素。

此外，由于肺癌术中一般情况下外科医生会做淋巴清扫，这会对淋巴结有一定损伤，如果吃的过于油腻，会刺激淋巴不断分泌而不利于愈合。所以术后 3~5 天都建议不要吃得太油腻，如油炸食物、动物皮脂、肥肉等。瘦肉、鱼、虾都是没问题的，术后吃富含蛋白质的食物有助于伤口愈合和恢复，不必忌口所有荤的食物。

肺癌术后的患者，如果术后饮水没问题，就可以吃一些稀软、不油腻但富含蛋白质和微量营养素的食物，如口服营养补充液（特殊医学用途配方食品营养液或者是肠内营养制剂等）、蛋花汤、水蒸蛋、酸奶、牛奶、豆浆、大豆和杂豆做的糊糊、打碎的肉糜和鱼糜等。已经营养不良的患者，建议选择口服特殊医学用途配方食品或者肠内营养液来进行营养补充。对于重度营养不良的患者，如果术后吃不下食物，可以通过肠内营养管饲的方式为身体提供营养，以保障后续治疗顺利进行。

另外需要注意的是，肺部手术后，可能会带来两个问题影响正常的膳食：一是不少患者术后都可能会出现吞咽障碍，咽不下去或者容易呛咳，可以调整食物的形态和黏稠度来帮助安全有效地吞咽食物。二是手术中可能会切到淋巴结、淋巴管，导致术后胸腔引流管可能出现乳白色液体，这个颜色主要是因为引流液中含有大量的甘油三酯，医生检测以后可能就会确诊为乳糜胸或者乳糜漏。

此时日常饮食就需要特别注意限制脂肪。膳食中的脂肪一般来源于肉蛋奶食品、烹调用油以及坚果种籽。比如红肉、肉皮、肥肉，做饭烹调用油以及坚果等脂肪含量高的食物就不能吃了。不吃肉不利于治疗，一般可选择鸡蛋白、脱脂奶，还可以少量吃去皮鸡胸肉、虾和白色的鱼肉，也可以使用富含特殊脂肪（中链脂肪）的营养液来补充营养。蔬菜都可以吃，水果除了榴莲和牛油果外都能吃。总

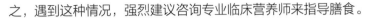

之，遇到这种情况，强烈建议咨询专业临床营养师来指导膳食。

一般饮食干预 2~4 周淋巴管就可以愈合了，不再有乳白色液体流出了；如果饮食干预一周后还没有好转，医生也会让患者禁食，采取肠外营养来维系营养的供给，帮助淋巴管愈合。

> **菠萝：严重呕吐怎么办？**

孙凌霞：呕吐是治疗期间常见的副作用。一般情况下，从营养饮食的角度，我们可以采取一些措施来缓解症状：

（1）选择恰当的食物和烹饪方法：诱发恶心呕吐的食物，因人而异，平时注意观察自己吃什么会呕吐，注意避免；一般情况下食物温度高或者油腻食物容易诱发呕吐；

（2）改变吃饭的频率和时间：少食多餐、小口饮水也能降低呕吐的风险；

（3）穿着舒适的衣服，听一些舒适的音乐，做冥想也能缓解恶心，预防呕吐；

（4）药物干预：如果是无法缓解的严重呕吐，要积极和医生沟通，及时选择适合的药物干预；呕吐很多情况下是化疗药物的副作用，可以给予抗呕吐药物提前干预；

（5）选择肠内肠外营养支持：重度呕吐极不利于治疗期间的营养状况，一定要积极和医生沟通，选择幽门后管饲营养支持，如果呕吐还是很严重，可以选择肠外营养支持来保障营养供给，确保治疗顺利进行。

"
菠萝：一直腹泻不停怎么办？
"

孙凌霞：腹泻也是患者常遇到的问题。治疗期间的腹泻可能由不同因素所致，可能是放化疗的副作用，也可能是长期使用抗生素造成的肠道菌群紊乱，还可能是食物的不耐受。

针对腹泻，在选择食物时应避免过于油腻，少吃甜食尤其是甜饮料、果汁等，另外也要少吃糖醇。糖醇是一类甜味剂，大量食用容易引起腹泻，通常会出现在无糖的甜味食品中，看配料表的时候留意"糖醇""醇"等字眼，如木糖醇、山梨糖醇等。

同时注意观察自己是否对乳制品不耐受，如吃乳制品的时候容易出现腹胀、腹泻的情况，那就要避免进食乳制品。还要注意避免一些刺激性的食物，例如辣的食物、含咖啡因（在咖啡、浓茶、巧克力里）饮品或食物等，可能会加重腹泻，根据自己身体的情况适量食用。过冷或过热的食物也会刺激消化道，可能加重腹泻，可以选择温的食物。

腹泻不停，一定要注意保证充足的液体摄入，避免脱水，还应注意电解质的补充，可以选择口服补液盐。建议咨询医生，选择适合的口服电解质补液盐产品。治疗期间，电解质会受很多因素的影响，如果腹泻很严重的话，医生可能会采取静脉补液。

另外可以尝试吃一些可溶性膳食纤维。可溶性膳食纤维溶于水成胶状，帮助大便成形，对腹泻有一定帮助作用；更重要的是，它在肠道发酵，可以作为肠道菌群的食物，帮助调节肠道的微生态平衡，促进肠道功能的恢复。像小麦糊精、部分水解瓜尔胶的膳食纤维补

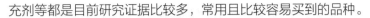

充剂等都是目前研究证据比较多，常用且比较容易买到的品种。

益生菌对腹泻也有一定的帮助，尤其是长期使用抗生素而使肠道菌群紊乱导致的腹泻。但是益生菌在免疫抑制人群中的使用有一定争议。而且，市场上的益生菌种类繁多且质量参差，购买使用前请咨询医生和营养师来给出具体建议，选择适合且质量靠谱的产品。

如果还是不能很好缓解，要积极和医生沟通，选择适合的药物干预。

> **菠萝：**对于治疗中或者治疗结束后的肺癌患者，什么样的膳食可以帮助提高免疫力呢？

孙凌霞：没有哪一种单一食物或者保健品可以增强免疫力，大家一定不要轻信不实的广告宣传。增强免疫力最有效的方法来自于健康的膳食、规律的运动、良好的睡眠和愉悦的心情这 4 个方面。

营养均衡且全面的膳食非常重要，多吃富含优质蛋白质的食物，主要来自于肉、蛋、奶、禽、鱼、虾、大豆和大豆制品；还要多吃富含维生素、矿物质以及植物营养素的食物，这些主要来自于各种色彩的蔬菜水果以及坚果种子。

> **菠萝：**听说在进行化疗、靶向药或者免疫药治疗的时候，有些水果不能吃？

孙凌霞：针对作用于 CYP 酶的药物，确实有一些食物会对这个酶产生影响，进而影响药效。目前临床证据中比较多的是食物中的呋喃香豆素。

其中影响最显著、研究证据最多，也是各国医院都不建议患者在服药期间使用的是西柚，尤其是西柚汁。建议大家在服药期间不喝西柚汁，也不要大量吃西柚。

> 菠萝：胃口不好怎么办？

孙凌霞： 癌症治疗过程中，胃口不好很常见的。任由胃口不好就不吃可不行，没有足够的营养供给，身体状况不佳，不利于治疗顺利进行和良好康复。可以做些心理暗示，饮食营养是与放化疗、手术、吃药同等重要的，不能因为不想吃就不吃，吃饭是为身体对抗疾病提供必需的物质基础。

增加食欲改善胃口，大家可以尝试这几个办法：

（1）少食多餐：食欲不好的时候，再看到很多食物容易觉得压力山大，结果就是更不想吃了。推荐多次少量用餐，不用定时每日三餐，可以每天五餐、六餐，或者每隔两三小时就吃一点东西。可以在病房或者家里准备一些可以随手拿起来吃的食物，这样就有更多的机会吃到东西，增加营养供给。

（2）不要等感觉饿了再吃：没有食欲的时候很少会觉得饿，也就想不起来要吃东西，事实上很多时候要靠吃的过程来激发食欲。可以尝试给自己定个时间，就算是不饿，也可以每3小时就提醒自己吃一点东西。

（3）最大化每一口食物的营养密度：胃口不好，吃的就不多，那么每吃一口都要尽量做到营养密度最大化。

（4）刺激多重感官：能影响食欲的，除了身体饥饱的感知外，还有多重因素，例如眼睛看到食物的颜色和摆盘，看到别人吃美食时酣畅的表情，用鼻子闻到饭菜的香味，听到烹饪煎炸煮炖的声音或者别人吃饭的声音，刺激多重感官是可以帮助增加食欲的。

（5）吃不下可以喝：食欲不好的时候，尤其是疲乏的时候，吃固体的饭菜比较困难，但是喝饮品就会相对容易一些。推荐尝试营养丰富的流质饮食，可以自己在家使用食物料理机或者搅拌机制作流食，如果想方便省事，或者患者的营养状态已经很差，那么推荐直接使用商业成品的口服营养补充液，也就是特殊医学用途配方食品或者肠内营养液。这类产品通常是全营养的，可提供多种营养素，帮助补充营养。

（6）尽量活动起来：治疗期间动一动非常好，不但增加食欲，也有利于康复。不需要剧烈运动，尽量活动就好，例如在病房和家里都可以打太极、快步走；如果有体力，可以尝试一些负重力量练习，更好地维持肌肉组织和功能。如果体弱做不了太多，尽量下地走一走，不要一直躺在床上。

（7）使用增加食欲的膳食补充剂：欧洲临床营养与代谢学会2016年发表的《癌症患者营养治疗指南》中推荐尝试使用omega-3脂肪，也就是大家常听说的深海鱼油来帮助增加食欲。omega-3脂肪可以在一定程度上帮助降低疾病带来的炎症，增进食欲，增加体重。

（8）使用增进食欲的药品：如果上述方法还是不能增进食欲，建议和医生讨论，选择适合的可增进食欲的药品。

（9）使用肠内管饲营养支持：对于成人患者，如果连续一周饮食量都达不到目标需要量或者达不到生病之前食量的60%，就需要考虑利用管饲来给予营养。管饲是帮助身体获得营养的好帮手，不是吃不下东西的惩罚，也不是重度营养不良的时候才能考虑的措施。

> **菠萝：有没有能降低肺癌复发风险的食物？**

孙凌霞： 没有哪一个超级食物可以帮助降低肺癌的复发风险，切不可道听途说，尝试不靠谱的偏方。对于治疗结束以后的患者，健康的生活方式可以帮助提高生活质量，降低二次癌症的发生风险。健康的生活方式包括 4 个方面：吃、动、睡、心情。

吃的方面大家可以记住"四少三多二不一维持"这十点建议：

①少喝甜饮料；②少吃高脂高糖的深加工食物；③限制红肉和加工肉类；④少吃过咸的食物；⑤多吃蔬菜、水果和菌菇；⑥多吃全谷物；⑦多吃植物蛋白；⑧不抽烟喝酒；⑨不依靠膳食补充剂来预防癌症复发；⑩维持健康的体重。

> **菠萝：公鸡、海鲜等"发物"是不是不能吃？**

孙凌霞： 不是，公鸡、海鲜都能吃，只要做熟了，都是可以吃的，只是白切鸡、寿司生鱼片这些不熟的食物不建议吃，有食品安全的风险，容易造成感染。

"发物"是患者们经常都会问到的话题，现代医学和营养学没有"发物"这个概念。我曾经还咨询过一位享受国务院特殊津贴的中医专家，他的观点是：中医治疗讲究的是搭配，中医开出的药物，目的是要抑制疾病，如果某种食物会影响药性，中医就会建议患者在治疗期间限制这种食物摄入。民间所流传的"发物"并不是中医意上真正的"发物"。如果患者没有用中医的治疗方式，就没有必要在饮食上限制这些发物。广义上的限制各种发物是完全没有必要的。

从疾病治疗和康复的角度，一味忌口发物还会对治疗带来不利影响。因为一味禁忌传说中的那些发物，就很难满足癌症患者在治疗过程中身体代谢和保障治疗所需要的蛋白质，会导致营养不良，肌肉组织减少，进而增加治疗药物的毒副作用、手术并发症，降低生存率，会给治疗中的癌症患者带来明确的弊端。

> 菠萝：海参、燕窝这些保健品有用吗？

孙凌霞：无论海参还是燕窝或者是别的什么保健品，都不能独立治疗癌症或者预防癌症发生以及复发。

海参从营养成分的角度是一个高蛋白低脂的食物，不少人喜欢它滑滑的口感，是个不错的食材。但如果是从防癌抗癌的角度来吃，就大可不必。虽然网络上大家会看到海参的各种神奇功效，从防癌抗癌到治疗关节炎，再到延年益寿。

却没有多少靠谱的临床证据支持，更多的是夸大的宣传。虽然目前有学术论义发表，研究海参的某些提取物的抗癌功效，但基本都是体外实验，离临床应用在人体上还很远，而且提取物和食物完全是两个概念。另外，海参提取物还可能有抗凝血的作用，对于需要做手术的患者，风险远远大于收益。

所以，没有必要为海参这个食物的潜在功效去买单，更何况价格昂贵，更不值得了。想吃高蛋白质低脂肪的食物，鸡蛋白、鸡胸肉等都是很好也价格适中的优质食物。但如果喜欢吃，而且经济条件允许，作为一种食物来吃海参是没有问题的，只是治疗功效的话，可能更有用的还是心理作用。

燕窝也是生活中有名的补品，从防癌抗癌的角度来吃，大可不必。燕窝的营养价值也不高，从补充营养的角度，吃的意义就更没有多少了。燕窝价格昂贵，无论从疾病治疗还是康复，抑或是保养身体，都不是一个高性价比的食材。

> **菠萝：**需要单独补充维生素吗？什么时候需要补充呢？

孙凌霞：按需补充，不要抱着防癌抗癌预防复发的心理来补充维生素。

对于肺癌患者，如果是使用培美曲塞，一般会给予叶酸和维生素 B_{12} 来减少药物的毒副作用。

为了保障手术的顺利进行和身体康复，一般术前会筛查缺铁性贫血，如果确实是缺铁性贫血，则可以使用铁剂补铁。

还有一个值得关注的是维生素 D。肺癌治疗过程中，住院时间通常比较久，出院以后也是居家静养，晒太阳的机会变少了。而维生素 D 的食物来源很少，主要依靠紫外线在皮肤上合成。如果久在室内，膳食没有特别注意的话，就很容易造成维生素 D 的缺乏。维生素 D 不但是骨骼健康必不可缺的营养素，也是影响身体免疫系统的重要营养素。建议癌症患者关注这个营养素，对于长期住院的患者给予预防性补充，或者是检测维生素 D 是否缺乏，如果存在缺乏或不足，应使用治疗剂量的补充剂来给予补充。

> 菠萝：有没有能清肺的食物？

孙凌霞：很遗憾，没有。

如果是肺癌患者希望靠食物来清除肺部肿瘤，目前是没有任何食物或者保健品能有如此功效的，接受正规治疗才是正道。

也有人总问是否有清肺的食物来抵消吸烟或者雾霾对肺部的影响，其实也没有这样的食物，最重要的还是戒烟或者做好二手烟 / 雾霾防护。

缓和医疗和安宁疗护为什么重要？
与宁晓红教授 [①] 对话

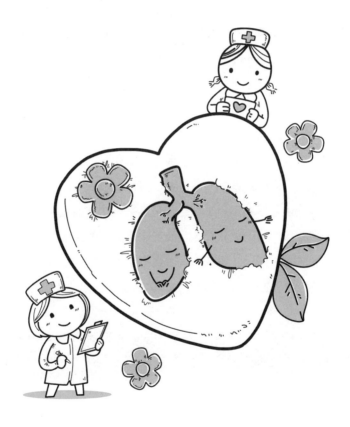

> **菠萝：**我们经常会听到一些不同的词：舒缓治疗，安宁疗护……这些词汇之间有区别吗？

宁教授：国内的词其实没有统一，但总结下来就是两个词：一个词是缓和医疗，以前叫姑息治疗、姑息医学，也有人叫舒缓医疗、舒缓医学等。它对应的英文单词是 palliative care。另一个词叫安宁疗护，以前叫临终关怀，对应的英文是 hospice care。

缓和医疗是指一个人患上严重威胁生命的疾病时，我们给予他的身体、心理、社会、灵性全方位的照顾，帮助他安然离世。这是 2002 年世界卫生组织给出的定义，但是最近有一些学者达成了一个新共识，这个定义将"疾病相关痛苦"作为衡定标准，所以并不需要等到这个人已经生命垂危，只要有疾病引发的痛苦，像慢性肺病或结核这类疾病，也都应该给予缓和医疗照顾。

从定义上可以看出，缓和医疗其实是一个伴随着疾病全程的理念和内容，和痛苦的关联很大，而安宁疗护指的是缓和医疗最后半年左右的时间，所以二者在时间上是一个包含与被包含的关系。安宁疗护也包含了患者离世之后，对其家人的哀伤陪伴和疏导。

> **菠萝：**缓和医疗是不是意味着我们会更全面地去看待患者？

宁教授：是的，我们要把患者当成一个完整的人，也就是"全人照顾"。现在的治疗很多是只关注疾病的，例如肿瘤确诊之后就是手术、化疗等针对肿瘤的治疗，别的就没有精力管了。但是缓和医疗就是除了疾病之外的其他方面也关注，虽然作为医生不能管好全部，但是有护理人员、社工、志愿者及慈善机构等的参与，给患者和家人更全面的帮助。

> 菠萝：缓和医疗现在在中国是什么样的发展状况？

宁教授：缓和医疗发展历史能够追溯到 1988 年，那个时候末期照顾的理念就进入中国了，在天津有了第一家研究所，但是在临床实践方面并没有得到充分的发展和传播。

随着经济和社会的进步、生活水平的提高，直到最近几年这个理念所倡导的内容开始被需要并得到重视。全国范围内的安宁疗护的大发展应该是以 2017 年为起点，当时卫健委发布了《安宁疗护实践指南》，这是第一个国家级的重量级文件，并且在同年也开始了全国第一批安宁疗护试点工作，有 5 个地区进入了第一批试点，但当时只是试点，相关具体政策也都还没有到位。到了 2019 年，第二批试点开始了，又有 71 个地区 / 市加入。

> 菠萝：其实真正全国范围的发展也就 5 年左右，看来这还是个非常新的学科。您在医院工作时，感觉到现在家属或者患者对于缓和医疗的接受程度怎么样？

宁教授：在我的诊室或者在医院的范围内，我可以感觉得到大家对这个需求是越来越大了。因为生活水平提高了，人们开始有更高的要求，治病要用好药、生病也要不痛苦的要求开始出现，既往的患者都是无奈无助地就离世了，没机会也不会提出这类要求。而现在他们中很多人会主动寻求帮助，表达想减轻自己或者家人痛苦的诉求。

昨天到今天，我在门诊看到的 15 个患者中就有 4 个患者，也就是将近 1/4 是专门为此而来，主动来要"减轻痛苦"。有的患者很虚弱的，就是家属来，有的患者状态还不错的，也会自己来。

> **菠萝**：就是说现在患者能够自己主动提出要来接受缓和医疗的理念，减轻痛苦，而不是认为接触这个领域就意味着放弃治疗了。

宁教授：有部分人确实对此存在误解，觉得来这里就是医生不给治疗了，一些人回避死亡相关的话题，这类人一般不会主动来。来的人一般是已经有所准备和思考，或者是存在明显的痛苦需要解决，或有其他具体的需求；有些人想找人谈生死话题却没有人与他谈，这里刚好契合了他的需求。

> **菠萝**：对于医生端的教育也是挺重要的，让大家知道往您那儿或者相关的医生转诊。

宁教授：是的，这个太重要了。我认为最重要的就是医生，因为他承担了重要的传播知识的作用，关于肿瘤治疗的新方法都是由医生传递给患者的，那么关于末期患者照顾的新思想，也应该是由医生来传递。

但是医生们大多不了解或者对此内容不感兴趣，他们会对新药、新方法更感兴趣，更想把能治的患者给治好。即便是有感兴趣的，可能也拿不出那么多时间、精力去倾听病人以及与他们沟通，在我这里，看一个患者至少要花 30 分钟左右的时间。但据我的患者给我的反馈，很多医生看诊是就事论事、看诊开药，三五分钟就能看一个患者，其他的倾诉没有时间给以关注。这也是有些患者更愿意来我的门诊的原因之一。

> 菠萝：您那边的工作对缓和医患矛盾也非常重要吧？

宁教授：我觉得它的存在不是为了缓和医患矛盾，或者说我并没有能力去缓和其他医生跟患者间因为各种原因发生的矛盾。我知道的是，在我的门诊，我能感受到大家都非常感激，即便他知道大夫没有办法让自己治愈或者活得更长，他们也心存感激，因为他们面对自己最害怕的事情比如疼痛、吃不下饭，或者说不敢和家人谈论疾病以及死亡的时候，这里的大夫能给予很多具体的建议，给予倾听、同理心和支持。

> 菠萝：您以前是做什么方向的，因为缓和医疗是个很新的学科。

宁教授：我以前做肿瘤内科的，做了 12 年。

> **菠萝**: 您为什么会对这个感兴趣?

宁教授: 我觉得是宿命然后变成使命。我在做肿瘤内科医生的时候,刘端祺老师让我加入了北京抗癌协会癌症康复与姑息治疗委员会。协会里基本上就是在谈论癌痛,也有很多癌痛的讲座,但是我自己存在很多困惑: 姑息治疗(当时的名称)到底是什么? 难道就是止疼治疗吗?

这个困惑始终没有得到解答,所以我就打算去学习,当时大陆还没有可以系统学习的地方,和刘主任商量之后,考虑到距离和语言沟通的方便,在 2012 年底去了台湾地区,在那里第一次接触这个领域,就觉得非常有共鸣。回来以后我就在这上面花了很多精力,之后,教育处就给了我一个开课的机会。在 2014 年,我来到了老年医学科,把我所有的精力放在缓和医疗的实践和传播、教学上,至今快 10 年了。

> **菠萝**: 缓和医疗对肺癌患者是适用的吗? 如果是的话什么阶段的患者用的比较多?

宁教授: 从刚才说到的定义上讲,只要存在疾病相关痛苦就适用,所以很多病都适用,肺癌就是一个特别经典的疾病,在肺癌肯定是适合的。至于什么阶段,就看患者需求,只要患者有解除痛苦的需求就可以应用本学科的内容给予帮助,从诊断到治疗到疾病进展,都能帮到。

为什么说刚诊断的时候就需要呢？有些患者是肺癌早期，但他会恐慌、焦虑，这就需要人关注。对于初诊就已经是晚期肺癌的患者，不仅有心理上的冲击，还会有咳嗽、咳血、疼痛、失眠等痛苦的症状，这个学科可以帮助整个过程，包括之后如果病情发展，逐步接近死亡再到离世的过程。

而且这个学科的存在跟肿瘤的化疗、靶向治疗、免疫治疗并不冲突，肿瘤治疗和缓和医疗是平行的，一边针对原发病进行治疗，一边解除症状、解决心理社会及灵性痛苦。患者能够得到一个充分的支持。据我观察到的情况而言，现在很多患者在做肿瘤治疗的过程中的一些症状、对死亡的惧怕等，都没有得到充分的关注。

> **菠萝：** 能否请您简单介绍一下缓和医疗的主要理念和方向？

宁教授： 简单来说就是从"身、心、社、灵"四个方面去帮助，也就是要全方面的帮助患者和家人，走完生命最后一段路。

> **菠萝：** 止痛其实在中国是很敏感的话题，因为很多人从小就被教育说要"忍着点"，或者甚至有人说止痛会影响治疗效果之类的，这是不是比较常见的一个误区？

宁教授： 在我的患者中倒没有看到有明显的忍痛文化，偶尔会有患者说"我妈特别勇敢，特别疼都能忍着不说。"但是现在的患者和家属还是都想尽量能不疼、减少痛苦。

误区比较大的是关于吗啡这类药物的使用，有些人会觉得这类药是不能用的，或者要尽量少用，甚至觉得任何止痛药都不能用。这种时候医生就要发挥作用，因为医生是传递知识的最主要的人，只要你能说清楚为什么用、怎么用，大部分人就会清楚地选择对他有好处的治疗。这类止痛药的使用其实没有那么保守，该用的时候就要及时、充分地使用，我经常对我的患者说："对现在的您来说，止痛药才是最能立竿见影带来效果的方法。"

> 菠萝：刚才您提到每次和患者聊半小时，然后要积极使用一些止痛药，会不会费用很贵？

　　宁教授：跟你说的刚好相反，现在是没有相关收费。我们还没有专门的收费项目，所以无论我给你看多长时间，就只收取普通的诊疗费。所以我现在相当于花了很多时间做了别人只用两分钟做的事情。关于收费，这也是我们是未来要完善的重要内容。

> 菠萝：您做这件事真的牺牲很大，您的工作是不是要点燃大家？

　　宁教授：我不觉得是"牺牲"。如果一个人觉得这么做是"牺牲"，那这事是干不下去的，我觉得我就是做正常的诊疗，比如我一个单元看 15 个患者，这里面有 1 个晚期患者也好，5、6 个也好，我都觉得特别好。就是看诊的时间会比别人长一些，可能别人十点半就结束了，我得看到十二点或者一点，我也并不觉得看这些患者费心费时就是吃亏，但这种"情怀"可能也确实不能撑起那么多的需求，最终还是需要政策上的配置。

关于点燃，我愿意做一个点燃别人的人，但同时我也知道，作为医生和实践者，我的最初目的不是点燃别人，我认为这件事对，而且能帮助人，就值得做。至于将来有没有人愿意像我一样去做这件事情，不是我能立刻解决的问题，我当然会努力去培养更多的人认同和实践这个内容，虽然我的力量非常渺小和有限，但我也会持续努力，不放弃。

在协和医院，除了我自己做之外，也能对医务处、护理部等有所影响，大家对这件事情的认同度越来越高，医学生课程开设的范围越来越广，现在所有的学制都开设了这门课，我觉得这就是我能力范围内已经做到的，非常满足了，但仍然希望能再多做一些。

实际上，国家也开始重视这件事了，它可以避免无效医疗。因为癌症到了后期的治疗花费是很大的，不管这个钱是谁掏（医保、自费），钱花进去，却无法达到期待的效果，患者和家人对这样的结果也不能欣然接受。因为人的死亡是一个非常复杂的社会事件，光在技术层面上是解决不了问题的。需要我们积极从根源上找寻解决方案，安宁缓和医疗就是我们期待已久的答案。

所以我对这个学科内容的未来持乐观态度，因为大家需要它！刚性需求！至于它能发展到什么程度我不敢说，但当前最需要做的是培养能够提供此项服务的足够的专业人才。

> 菠萝：所以在一个成熟的体系里面，需要培养很多的缓和医疗专家或者医生吧？应该是什么样的一个培养体系？

宁教授：我认为我们需要发展的不只是这个领域的专家医生，我们需要培养所有医护人员的缓和医疗理念和初步的实践能力，即初级缓和医疗能力，primary palliative care。当然，相关的专家也不只是医生，护士、社工、心理师、志愿者、芳疗师等很多人员都将成为缓和医疗领域的专家。

比如当接近生死线的患者在问到"医生我还能活多久"的时候，很多医生总是告诉他"没事，你会好起来的。"这是回避和无视。在患者出现疼痛的时候，只能依赖疼痛科会诊，这些都是需要通过加强初级缓和医疗教育来改善的地方。

所以我们需要和患者谈论死亡，具备对患者疼痛、便秘、失眠等症状的处理能力：无论是哪个科室的医生，在遇到这样的患者时，都要能一定程度地应对，在自己能力范围内做好沟通和症状应对，在遇到比较难的个案的时候，再去请缓和医疗的专业团队会诊协助，应该是这样一个流程。

很多人会说，可以建立一个专门的医院或者病房为这样的晚期患者提供服务，我觉得这并不现实。因为这类患者的照顾是非常费时费力的，需要一对一的服务。虽然现在有少数做得比较好的安宁病房了，但床位也非常有限，不是每个需要它的人都能有机会住进去。所以我觉得做好初级缓和医疗是最重要的一环，也是能让最多人获益的做法。希望每个科室的医生都能懂一些这方面的知识并拥有一些实践能力。

> **菠萝：** 如果决定接受缓和医疗帮助的话，患者和家属要做哪些准备？

宁教授： 不需要任何准备。也不用马上放弃或者调整现有的治疗。拥有一种不排斥的心态，"听说有这么个内容，我去了解一下"的心态就可以。在接触了安宁缓和医疗的内容之后他们就会知道这是不是自己所需要的。

安宁缓和医疗不是排他式的，是辅助式的，它不具威胁性，可以称作是"极其友好的帮助"，我相信没有人会拒绝它。

就我现在的了解，很多人已经在四处寻求能提供这方面服务的机构，有些家属就是在搜索和询问"临终关怀"时找到我的门诊来的，我也会明确告诉他"我知道你想照顾好你的妈妈，但现在不用着急找安宁疗护病房，因为只有某一阶段、某一类人需要安宁疗护病房，咱们先梳理清楚她现在有什么困难，先开始着手减轻症状、缓解痛苦。"

> **菠萝：** 有一点我觉得挺有意思，缓和治疗里面其实也有很大一部分是关心家属的对吧？

宁教授： 是的，帮助对象包括患者和家属。因为家人太需要帮助了，他们太纠结、太痛苦，当亲人患病，他们有太多事情要处理了。在我的门诊里面，因为患者虚弱，大部分都是家属来的，所以很多时候处理的是家属的问题。

> 菠萝：因为中国很多的医疗决策其实是家属在做，所以他们觉得非常孤单。

宁教授： 说到决策，也是我们工作的重中之重。当家属想要给患者做决策，又感到很纠结的时候，我们的工作重点之一就是告诉他："请你记住这个决策不需要你单独来做，也不应该由你单独来做，也一定不是你单独来做。"

我们会帮助他了解"患者的意愿有多么重要"，要让患者表达自己的想法，再跟家人的想法进行沟通，最后再确定。

在患者的治疗过程中有很多决策要做，例如：要不要继续治疗、做不做化疗、插不插胃管等问题，只要是充分沟通之后确定的，不论是家属尊重患者、还是患者遵从家属，都是好的决策。对于现在中国普遍存在的"家属说了算"的情况，我觉得应该而且一定可以得到慢慢的改变，在我的门诊已经做得很好了。

> 菠萝：您能给我们分享一个印象最深刻的病例吗？

宁教授： 我遇到过一位老人得了肺癌，儿子带着他来我的门诊。老人的肿瘤压迫了视神经，眼睛已经看不见了，我就让他把患者推得离我近一点，我可以握着他的手来传递我的想法和感觉，促进我们的沟通。

他开口第一句话就问我："大夫，能不能让我快点死？"我和他细细沟通之后，了解到他这种想法的原因一是疼痛、失眠，二是觉得自己现在对家人就是一种负担。了解了父亲的真实想法，儿子表示继续化疗与否由父亲来决定，但不希望父亲以非正常的方式离开，老人也说不会再有轻生的念头。我给他开了止痛药，老人满怀感激地回去了。

之后老人又出现了腿肿、发烧、腹胀的症状，我都相应地给他开药缓解。后来有一次，老人又问我："宁大夫，我可不可以不吃饭、不喝水。"我握着他的手告诉他："您当然可以。这件事不需要经过我的允许，您一直都是可以自主决定的。我知道您是因为难受，您在想怎么样达到您的快些结束生命的目的，我郑重地告诉您，这是您的自由。但如果您真想这么做，是不是也跟儿子和家人都打个招呼，说说您的计划，让他们有个准备？另外，我也想问，您觉得准备好了吗？"

结果这个患者回去几天之后，他儿子告诉我，他状态不错，胃口还比以前好了不少。

从这样一个案例，我们可以看出患者所说的"寻死"，其实不是简单的一个"死"字，他其实表达了很多复杂的需求，其中特别重要的是需要被关注、需要被理解。

最后这位老人是在协和的医联体医院——普仁医院安宁病房的细心照顾下安然离世的，并按照他的意愿成功地捐献了眼角膜。

我觉得我从他身上真正看到了临终人的想法：不想拖累家人、想减轻痛苦、想结束，还想做有意义的事情。他们的这些想法需要我们的帮助！我们要一直努力下去！

后　记

这本书的出版准备历时一年半，菠萝作为主编之一，要感谢很多人。

首先要感谢各位专家百忙之中接受我的采访。这十位都是中国各自领域最顶尖的专家，能通过对话的方式，用老百姓能听懂的语言来分享最专业的防癌抗癌知识，是全社会的福音，希望能帮助大家更好地认识肺癌的方方面面。

然后要感谢参与文稿整理的各位好朋友：Suya、Teresa、陈晓玲、褚蓓蓓、桃子、夏雨、徐婷婷、周优。这其中好几位都是癌症患者家属。她们不仅帮忙把采访语音转成了文稿，还根据患者和家属的理解特点对内容进行了科普编辑和校对。没有你们的帮助，不会有这么高质量又通俗易懂的文字。

最后要感谢中国抗癌协会科普专业委员会和清华大学出版社的伙伴，感谢你们的专业和用心，让这本书尽快呈现到大家面前。

希望大家都能健康平安，致敬生命！

菠萝

特别鸣谢

赵　勇　中国抗癌协会科普部副部长、科普专业委员会秘书长

子　琳　中国抗癌协会科普专业委员会副秘书长，资深医疗媒体人

邵　明　中国抗癌协会科普专业委员会副秘书长，《癌症康复》杂志科普宣教部主任

叶　霞　TopMD 市场总监

张士亚　中国抗癌协会科普专业委员会办公室成员

陈雪茹　中国抗癌协会科普专业委员会办公室成员

志愿者：

Suya　　Teresa　　陈晓玲　　褚蓓蓓

桃　子　夏　雨　徐婷婷　周　优